AF377926

30 ANS
SANS MÉDICAMENTS

DU MÊME AUTEUR :

Comme un poisson dans l'homme, Payot, 1995.
Le Corps humain, la première merveille du monde, Lattès, 1999.
Apprendre !, Belin, 2002.
Apprendre à apprendre, avec J. Saltet, Librio, 2007.
Bien vivre avec sa maladie, avec A. Golay, Lattès, 2013.

www.editions-jclattes.fr

André Giordan

30 ANS
SANS MÉDICAMENTS

Ou comment devenir
son propre coach santé

JC Lattès

Maquette de couverture : Atelier Didier Thimonier

ISBN : 978-2-7096-4922-3

Sommaire

I
PRATIQUONS LES FONDAMENTAUX...

II
DEVENONS NOTRE PROPRE COACH SANTÉ

Avant-propos

Août 1975, je visite à vélo la côte ouest de la Corse, entre Calvi et Ajaccio avec ma nouvelle compagne. Je voulais lui faire connaître les lieux que j'avais aimés lors d'un précédent séjour, notamment Piana et ses calanques, un des plus beaux sites de la Corse et du monde, aujourd'hui classé au patrimoine de l'UNESCO. Le village surplombe le superbe golfe de Porto, faisant face aux presqu'îles de Senino et de Scandola, des réserves naturelles très riches en biodiversité.

De retour sur le continent, chez moi à Nice, je me réveille avec d'énormes courbatures, une fièvre de cheval : 40,5 °C. Impossible de me lever, plus possible de réfléchir, un mal de tête démesuré ; en sus des nausées et de la diarrhée. Je grelotte en permanence, je prends deux aspirines et passe deux jours au fond de mon lit. Je ne m'inquiète pas, un début de grippe. Sans doute, les efforts du vélo, beaucoup de stress à mettre sur les tensions corses[1] dont on a senti les échos et l'humidité des nuits sous la tente sous une pluie permanente cette année-là. Deux jours après, je

---

1. Cette semaine-là, une vingtaine de nationalistes ont investi la cave d'un exploitant d'origine pied-noir dans la plaine orientale.

vais un peu mieux et repars à Paris prendre mon travail d'enseignant au Lycée Carnot.

Deux mois après, vacances de la Toussaint, sans crier gare, nouvelle forte température, courbatures, perte d'appétit, nausées, vomissements, douleurs abdominales et surtout violents maux de tête. Deux mois passent encore et même topo… Voilà huit mois que ces épisodes fiévreux se reproduisent avec la même régularité – deux mois d'intervalle. Je suis jeune, je récupère vite… Mais que se passe-t-il ? Je finis par consulter. Serait-ce le paludisme ? Cette maladie existait encore à l'époque sur cette île.

Tests, hôpital… Il s'avère que non… Pourtant ces épisodes fortement fiévreux se reproduisent avec la même intensité et la même régularité. Commence alors la valse des services hospitaliers. Après des analyses à l'hôpital de Nice, mon médecin m'envoie à l'Hôtel-Dieu à Paris, puis à la Pitié-Salpêtrière, où se trouvaient des services très spécialisés. Prises de sang, analyses d'urines, de selles… à répétition. Je suis soigné, plutôt bien pris en charge ; chaque fois envoyé de service en service avec une fort belle lettre de recommandation à un « cher éminent confrère ».

Les examens s'enchaînent, biochimiques, bactériologiques, radiologiques, immunologiques, etc. Je deviens même un sujet de thèse sur des formes de paludisme qui n'en sont pas ! Il est vrai que je suis physiologiste de formation, je connais bien mon corps, je ne confonds pas les organes et je sais parler de mes symptômes. J'ai même droit à une séance où je dois uriner devant une noble assemblée de « patrons », de chercheurs et de jolies internes alors que l'on me fait une radio. Bien sûr, les lumières étaient éteintes pour que « je sois plus à l'aise » ! Je n'ai jamais trop compris le but. J'ai seulement su que c'était pour corroborer une hypothèse ! Mais laquelle ? On ne m'a rien dit, secret médical. Peu importe… Je sors chaque fois avec une ordonnance bien remplie de nouveaux médicaments que je m'applique à prendre selon la posologie indiquée. Il faut bien essayer… Le corps médical me donne l'impression qu'il s'occupe de moi. Je suis devenu un gentil patient consommateur et bien observant !

Médicaments versus oranges

Rien n'y fait, les médicaments me rendent encore plus malade : maux d'estomac, vomissements, fébrilités, fatigue… Je traîne ces épisodes de fortes fièvres et de douleurs cervicales encore trois ans, jusqu'en 1978… que je sois en vacances ou acculé par mon travail. Les facultés ne pouvant rien pour moi, je cherche une solution dans les médecines douces : homéopathie, oligoéléments or, cuivre, argent, sans trop y croire. Comme beaucoup, et en tant que scientifique qui se veut rationnel, j'étais conditionné à trouver une solution uniquement dans les médicaments.

Curieux par nature, je me mets toutefois à chercher par moi-même. J'écoute ma grand-mère me dire de « manger des oranges[1] ». Ce que je fais… et finalement avec succès. Et puis, j'anticipe… Comme les crises sont régulières – tous les deux mois –, je me bourre d'oranges les jours précédents, et ça marche ! Encore quelques fébrilités passagères les premières fois, puis plus rien. Et si les oranges étaient le petit « plus » qui permettait à mon corps de faire face ?

Cet épisode change tout dans ma tête ! Au lieu de consommer du médicament en permanence, ne me faudrait-il pas plutôt chercher les ressources en moi ? Et quel accompagnement mettre en place ? Je ne fais là que redécouvrir les

---

1. Les oranges étaient toutes « bienfaitrices » et pleines de vertus pour elle. Il est vrai que c'était son seul cadeau de Noël !

énoncés thérapeutiques de l'ancienne École hippocratique !
En règle générale, la médecine de cette École – car on
sait fort peu de choses sur Hippocrate lui-même – était
très respectueuse du patient. Le traitement était « doux »,
à base de produits naturels. Il se proposait simplement
d'accompagner les processus internes de guérison du corps.

Depuis, je me suis penché sur les potentialités du corps
humain et pour commencer sur mes propres potentialités.
Rien d'original, non plus, de dire qu'elles sont immenses,
fréquemment inutilisées, voire paralysées par nos modes
de vie et nos médecines. Et, grâce aux meilleures sources
scientifiques, je me suis documenté sur les moyens de les
préserver et même de les enrichir. En parallèle, je me suis
mis à écouter mon corps et à tenter de décoder ses messages…

Le temps a passé… Je collabore depuis vingt ans avec le
service d'Éducation thérapeutique du patient des Hôpitaux
généraux de Genève, dirigé à l'origine par le professeur
Jean-Philippe Assal et actuellement par le professeur Alain
Golay[1]. Ces soignants ont mis en place une autre approche
de la maladie. La pathologie chronique ne peut se traiter
comme l'urgence. Cette équipe très innovatrice a introduit
avec ma petite contribution un modèle d'éducation de la
personne[2], dans le cadre des soins. Leurs résultats ont été
remarquables en matière de diabète et d'obésité. Diminution de 80 % des cas de coma diabétique, réduction de
75 % des amputations des membres inférieurs, diminution
de 90 % de l'apparition ou de la progression des cas de
cécité, et plus encore elle a constaté une amélioration de

---

1. A. Golay, G. Lagger et A. Giordan, *Comment motiver le patient à changer ?*,
Maloine, 2010 ; A. Giordan et A. Golay, *Bien vivre avec sa maladie*, Lattès, 2013.

2. Entre-temps, j'ai été nommé professeur à l'université de Genève et mis au
point de nouvelles idées sur l'apprendre.

la qualité de vie de ces patients et une diminution des complications. Leurs apports ont par la suite été repris pour d'autres pathologies – asthmes, cancer du sein, maladies vasculaires, problèmes de dos, Parkinson, dermatite atopique, etc. – et dans d'autres services, y compris en France.

Ces soignants iconoclastes ont ainsi ouvert de nouvelles perspectives dans la prévention et la guérison des maladies[1]. Ils étaient venus vers moi pour mes recherches et apports sur l'apprendre[2], mon troisième métier. Avec mon passé de physiologiste et mon problème de santé récurrent, ce n'est pas sans raisons que j'ai répondu favorablement à leur demande ! Ainsi, j'ai continué à apprendre sur le fonctionnement du corps, sur les pathologies et sur d'autres approches du traitement. En retour, ils m'ont remercié d'« avoir contribué à penser les soins autrement » !

Tentons la sérénité

Toutefois la santé, ce n'est pas que le soin, au sens qu'il a aujourd'hui… Le soin a été pris en charge dans l'ensemble de ses dimensions par ce qu'on nomme aujourd'hui « la santé ». En d'autres termes, le champ des gestes de soins est « envahi » par les professions de la santé : des pôles techniques au pôle thérapeutique de la cure. Difficile de s'en sortir ! Seul Devos pourrait nous aider… Essayons de traduire ! En fait, ce qu'on nomme « la santé » traite essentiellement de la maladie et les soins sont devenus les traitements dont s'occupent les professions médicales ou paramédicales.

---

1. Une de leurs dernières publications réalisées en relation avec mon laboratoire présente des possibilités de guérisons du diabète de type 2. : G. Lagger, *Guérir du diabète de type 2*, Ovadia éditions, 2014, Préface du professeur André Grimaldi.

2. A. Giordan, *Apprendre !* Belin, 1998, nlle édition 2002, entre autres.

Un autre domaine, appelons-le « le soin de soi », existe. Il s'agit de mieux le faire exister en lui-même, non comme sous-produit de la médecine. Pour le distinguer, on pourrait utiliser le terme de « souci de soi[1] » comme défini par le philosophe Foucault ou celui de « bien-être » s'il n'était pas tant galvaudé par les magazines féminins et les pseudo-thérapies à la mode ! Alors parlons plutôt de « souci de soi », de « bien-aise » et pourquoi pas d'art de vivre, de félicité, de… sérénité ?

Ce domaine ne devrait pas avoir de liens directs avec la médecine, sauf quand cette discipline peut fournir des données pour conserver ou pour retrouver la santé. La sérénité, elle, est habituellement envisagée comme un état de calme, de tranquillité, de confiance sur le plan de l'esprit, pourquoi ne pas l'étendre à l'ensemble du corps ? Elle est affaire de ressentis satisfaisants, de connaissance et de maîtrise de soi, de travail sur sa personne et en particulier sur ses valeurs : « à quoi je tiens ? », « qu'est-ce qui me porte ? m'habite ? ». La sérénité est également affaire de relationnel, l'humain n'existe pas sans l'autre, sans les autres dans une tribu, un groupe d'amis ou une société. D'autres ressources sont à convoquer pour la conforter : l'éthique, l'anthropologie, la psychologie, la biologie, l'épistémologie, l'écologie, la sophrologie, sans oublier les massages, la respiration et pourquoi pas la méditation.

Pour l'instant, difficile de rencontrer un champ de recherche qui croise ces diverses approches. En écologie, quand un biotope est libre, rapidement des espèces opportunistes s'y installent. C'est également le cas ici, nombre de « maîtres », de gourous s'emparent de la naïveté des personnes en demande pour « refiler » leur panacée. Notre

---

1. On pourrait utiliser le terme « care » s'il n'avait pas dans le débat américain plusieurs acceptions : soin, souci, sollicitude, dévouement. Quelque part entre éthique, philosophie et projet politico-personnel, il devient difficile de le cerner.

approche est tout autre, d'abord parce que par nombre de formations universitaires et par les multiples stages, séminaires que j'ai pratiqués, je me suis formé – et j'ai même passé des diplômes – dans la plupart des approches citées ci-dessus qui éclairent le champ de la sérénité.

De plus, sceptique de nature, j'ai tenté de les croiser en me centrant uniquement sur les « bonnes pratiques ». Je l'envisage comme un « savoir émergent », c'est-à-dire un savoir à élaborer pour lequel il n'existe pas de référent à l'université ou dans une corporation, un métier. Et j'ai eu la chance dans le cadre du mouvement des réseaux d'échanges de savoirs, initié et coordonné par Claire et Marc Héber-Suffrin[1], de travailler une méthodologie collective propre à aborder ce type de savoir[2].

Enfin, et c'est sans doute cela le plus important, je ne prétends en aucune manière apporter « la » vérité ou défendre une idéologie californienne du bien vivre. Chacun de nous est unique, il possède une génétique, une histoire immunologique, culturelle différente. Il vit dans un contexte spécifique. Ma proposition est simple : insuffler une « démarche pour soi ». En aucune manière, je ne souhaite imposer ma méthode, mais simplement partager, échanger mon expérience, mes questionnements, mes réussites et mes limites. On trouve sur Internet, dans les magazines, trop de diktats : « faites ainsi », « pas comme cela », « attention danger ! ». Chaque méthode « marche » en réalité pour celui qui la conçoit. Il existe bien sûr de grandes lignes à connaître – on y reviendra : bien manger, bouger, prendre du temps pour soi, se faire masser… Le plus important n'est-ce pas de découvrir ce qui nous convient ? Pour moi, par

---

1. Claire et Marc Héber-Suffrin, *Savoirs et réseaux*, Nice, 2009, Ovadia, préface de Philippe Meirieu, postface d'André Giordan.

2. André Giordan et Claire Héber-Suffrin, *Savoirs émergents – Quels savoirs pour aujourd'hui*, Nice, 2008, Ovadia.

exemple, contrairement à ce qu'on trouve dans les médias, je peux prendre un thé noir comme tisane pour m'endormir ! Je peux manger des pommes, des oranges le soir ou encore regarder un thriller à la télévision et m'assoupir ! Essayons seulement de repérer ce qui nous convient pour notre propre équilibre...

Notre sérénité dépend principalement de notre capacité à nous traiter avec douceur et bienveillance. Toutefois de la théorie à la pratique, il y a un pas, parfois très difficile à franchir. Tentons-le et partageons-le. Ce livre n'est que l'ébauche d'un « art de mieux vivre » que nous continuerons à élaborer ensemble.

Introduction

Médicaments…
arrêtons la surconsommation ?

Au moindre bobo, un petit rhume, un œil qui pleure, un état de fatigue, une petite gastro, quelques maux de tête, une moindre déprime due à une mauvaise note de son enfant ou à une dispute avec son conjoint ou son amant(e), vite un médicament ! Ce trop de médicaments dans mon entourage me désole… Pourtant, je n'ai rien contre les médicaments. Nous pouvons tous en avoir besoin pour guérir d'une maladie sérieuse ou pour soulager nos douleurs. Mais, nous en abusons : chaque Français consomme en moyenne 48 boîtes de médicaments par an ! Du moins, ils les achètent car tous ne sont pas pris ensuite, d'où des placards qui débordent ! Le simple achat les auraient-ils rassurés ?

La Sécurité sociale a beau dire « Les antibiotiques, ce n'est pas automatique », 100 millions d'antibiotiques sont prescrits chaque année, la France détient d'ailleurs le record mondial de cette consommation. Les antibiotiques sont devenus la « potion magique » de notre époque, soignant tout et tout de suite… Ce qui n'est en aucun cas vrai, notamment en matière de grippe ! Les antibiotiques ne peuvent rien contre les virus… Surtout, on ignore les conséquences sur les reins ou encore les conséquences sociales : les maladies nosocomiales en pleine recrudescence ne sont pas négligeables. L'usage des antibiotiques a fait muter nombre de bactéries qui aujourd'hui sont devenues virulentes et résistent pour certaines à tous les antibiotiques.

Ensuite viennent les psychotropes… qui comme leur nom l'indique modifient l'activité psychologique et mentale. Il s'agit des antidépresseurs, des somnifères (ou hypnotiques), des anxiolytiques, des neuroleptiques. Les Français en avalent 200 millions de boîtes par an. C'est quatre fois plus que la moyenne européenne. Ces nouvelles habitudes commencent très jeune, avant la naissance. Que ne fait-on pas ingurgiter de nos jours aux femmes enceintes ! Ce n'est pas sans répercussion sur le bébé. Nombre d'allergies et parfois de malformations en résultent. Prendre des médicaments pendant la grossesse n'est de toute façon jamais anodin ! Cela est arrivé dans mon entourage. Les produits habituels comme l'aspirine ou autres anti-inflammatoires ne sont pas sans conséquences. Le cœur, les reins du bébé peuvent être touchés.

Cette surabondance de médicaments nous poursuit désormais jusqu'à la fin de vie. Ma mère quelques jours avant son décès prévisible ingurgitait encore sept médications dont certaines devaient avoir un goût très désagréable, vu sa tête quand l'aide-soignante la faisait manger. Et pour quel résultat ? N'aurait-il pas été préférable de lui proposer de la glace à la mandarine qu'elle adorait…

Le triomphe de l'ère médicamenteuse

Le développement de la pharmacologie a conduit à de grands bouleversements de santé publique notamment avec la découverte de nouveaux médicaments efficaces pour lutter contre certaines pathologies comme le SIDA. Un succès non négligeable en matière de société… Toutefois, elle a fait croire que la santé ne pouvait passer que par les médicaments. Pas de prévention, pas de soin de soi… Or plus j'avance dans l'âge et plus je fréquente les milieux de santé, plus je suis étonné par l'étendue de notre ignorance. Sur les traitements, certes notre époque n'est plus à la médecine de Molière, mais pour nombre d'entre eux, on s'y croirait encore ! Ne nions pas les miracles des thérapies actuelles dans de nombreuses maladies : diabète, asthme, cancers ou les apports bénéfiques de la chirurgie réparatrice ou la chirurgie cardiaque. Quoique dans ce dernier domaine, les rechutes sont fréquentes quand la personne ne change pas son comportement. Toutefois pour nombre d'autres spécialités, comme en neurologie, malgré leurs outils très geeks, nous voilà encore à la préhistoire ! On diagnostique à vide, on se paye de mots – pépé « ne sucre plus les fraises », désormais il a « une démence sénile ». Le supposé thérapeute stigmatise la personne sans rien lui apporter et il désole la famille.

Sur le corps, que connaît-on vraiment, à commencer par la peau et sa perméabilité aux différentes substances. Pourtant quoi de plus important quand on sait la quantité de cosmétiques mis sur le marché. Et que maîtrise-t-on vraiment sur les diverses hormones et sur leurs influences respectives ? Leurs actions peuvent être diverses, et même contradictoires, en fonction du dosage ou du contexte. Et ne parlons pas du cerveau ! Cet organe reste une *terra incognita*, malgré le tapage médiatique que font neurosciences et sciences cognitives. Normal, elles doivent exister pour obtenir des crédits de recherche ! Le seul apport – et encore cet apport ne vient pas d'elles : l'influence du cerveau sur le corps…

> Tous les médicaments sont-ils vraiment efficaces ?
>
> En Suède, à l'initiative du professeur Lars L. Gustaffson, une liste « sage » de 200 médicaments (2000) est proposée ; elle suffirait pour soigner la plupart des patients du pays. Aujourd'hui la démarche est en cours en France par un groupe de médecins dirigé par le professeur Michel Thomas, de la faculté de médecine de Bobigny. Le professeur Loïc Guillevin, président de la Commission de la transparence, instance de l'Agence du médicament (ANSM), et le professeur Claire Le Jeunne, chef du service de médecine interne du groupe hospitalier Cochin, y participent, ainsi qu'une dizaine d'internistes et 14 généralistes. Seules 151 molécules, sur les 5 000 médicaments existant sous 15 000 formes différentes, ont été retenues par ce groupe d'internistes et de généralistes. Elles suffiraient pour soigner 95 % des pathologies dont souffrent les Français ! Les industriels de la pharmacie ne vont pas tarder à monter au créneau…

De même, je suis encore plus étonné par les médicaments qu'on sait « dangereux » et qu'on continue de prescrire et de vendre en pharmacie. L'histoire du Mediator est désormais bien connue. Destiné aux diabétiques mais prescrit comme coupe-faim pour les personnes en surpoids. 5 millions de personnes en auraient consommé. Au final, ce médicament pourrait avoir tué entre 1 000 et 2 000 personnes. Il n'est pas le seul. La revue médicale indépendante *Prescrire* vient d'actualiser sa liste des médicaments « plus dangereux qu'utiles » : une liste longue de 68 préparations « dont la balance bénéfices-risques est défavorable dans toutes les situations cliniques pour lesquelles ils sont autorisés ».

Parmi ces médicaments, certains présentent des risques « disproportionnés par rapport aux bénéfices qu'ils apportent ».

Ils devraient être écartés du marché « dans l'intérêt des patients », estiment les rédacteurs. Par exemple, le strontium ranélate (Protelos), utilisé dans le traitement de l'ostéoporose, est suspecté d'être le vecteur de troubles neurologiques et cardiovasculaires graves, voire mortels. La revue cite également la quinine (Hexaquine, Okimus, Quinine vitamine C Grand) utilisée pour traiter les crampes mais qui expose à des effets anaphylactiques[1] ou à des troubles hématologiques[2]. De même, l'Izilox (moxifloxacine), un antibiotique de la famille des quinolones, n'est « pas plus efficace que d'autres » mais expose à des syndromes de Lyell[3] et à des hépatites graves. *Prescrire* conteste aussi plusieurs médicaments pour Alzheimer avec « une efficacité minime et transitoire ». Ils exposent à des effets indésirables graves lorsqu'ils sont prescrits en association avec d'autres médicaments.

> ## L'oubli et les effets secondaires, principales causes de non-observance des médicaments
>
> Moins d'un Français sur deux ayant suivi un traitement au cours de ces 6 derniers mois a réellement suivi la prescription. Seules 42 % des personnes interrogées ont intégralement respecté le traitement, 55 % ne l'ont respecté que partiellement et 2 % ne l'ont pas respecté du tout !
> La principale raison, c'est l'oubli (25 %). On prend un traitement sur une durée plus ou moins longue et dès que cela va mieux on l'oublie. La seconde raison est la crainte des effets secondaires (24 %). On ne se sent pas forcément informé et le jour où un effet indésirable se produit, on a peur de continuer.

---

1. Réactions allergiques graves.
2. Divers troubles du sang.
3. Atteinte brutale et grave de la peau, potentiellement mortelle.

Patrick Lemoine, un chercheur et un clinicien en psychiatrie très connu, dénonce de son côté les benzodiazépines, ces tranquillisants ou somnifères dont les Français abusent. « Les benzodiazépines sont à l'origine de nombreux effets secondaires graves : apnées du sommeil, chutes, maladie d'Alzheimer… Récemment une étude a même montré que la mortalité est presque doublée chez les personnes qui en prennent régulièrement. »

De son côté, l'Agence française de sécurité sanitaire des produits de santé (Afssaps) signale 77 préparations « suivies pour leur dangerosité »[1]. Quant aux professeurs Philippe Even et Bernard Debré, dans le *Guide des 4 000 médicaments utiles, inutiles ou dangereux*, ils demandent la suspension immédiate de 56 médicaments commercialisés. Ils sont pour eux « inefficaces », « inutiles » parce qu'il existe des traitements plus efficaces ou moins risqués. Pour eux, ces 56 produits « sont à retirer dans l'intérêt des malades, sans tenir aucun compte de l'impact industriel ou des chantages à l'emploi », affirment ces cliniciens.

Les médicaments du rhume

En matière de rhume, le magazine *60 millions de consommateurs* a fait analyser par des experts les médicaments disponibles sans ordonnance, la plupart sont jugés « inefficaces ». La moitié pourraient même être considérés comme « dangereux ». 14 d'entre eux sont strictement « à éviter ». Les Humex Lib®, Drill Rhume® et Fervex sans sucre® contiennent des antihistaminiques, contre-indiqués dans certains glaucomes et en cas de troubles urinaires d'origine

---

1. http://www.sante.gouv.fr/IMG/pdf/Liste_des_medicaments_faisant_l_objet_d_un_suivi_renforce_ou_d_une_enquete_en_pharmacovigilance.pdf

prostatique ; ils exposent à des risques de somnolence. Les Actifed Rhume jour et nuit®, Humex Rhume®, DolirhumePro®, Actifed Rhume®, Dolirhume® et Rhumagrip® « exposent à des risques d'AVC ou neurologiques sévères ». N'est-ce pas trop risqué pour un simple rhume qui passe tout seul[1] !

Un médicament n'est jamais neutre...

Même pris dans des conditions *ad hoc*, un médicament n'est jamais neutre. Nombre de personnes le perçoivent intuitivement, leurs rapports aux préparations médicamenteuses sont très ambigus. Pour le patient, un médicament, c'est l'élément « boisson, pilule, substance... » pris « à heure fixe », suivant une prescription précise. Pour être jugé comme « efficace », il doit agir presque instantanément. La relation du patient au médicament est très ambiguë, c'est « le sauveur », le « truc magique », celui qui « expulse le mal ». Et quand « cela marche », le malade est toujours prêt à augmenter les doses : « plus c'est mieux » !

Dans le même temps, le médicament est perçu comme le « produit chimique », c'est-à-dire un « poison » qui entre insidieusement dans le corps. Le patient est prêt à mettre en place des stratégies d'évitement, d'où le nombre de non-observance. Si en plus son efficacité n'est pas immédiate, il devient totalement déconsidéré et le patient le fait savoir à son entourage.

Et, de fait, tout médicament présente des dangers très sérieux si ceux-ci ne sont pas pris à bon escient. Sans compter les risques d'interactions néfastes entre

---

1. Si le nez est bouché, un peu de sérum physiologique – de l'eau avec du sel – ou de l'eau de mer diluée font l'affaire.

eux. Or, plus d'un million de seniors ingurgitent plus de 7 principes actifs chaque jour ; certaines personnes âgées ont droit à plus de 10 produits différents ! Les prescriptions médicamenteuses aux personnes âgées de plus de soixante-cinq ans représentent le tiers de toutes les prescriptions alors que cette population ne représente qu'environ 15 % de la population française. Seulement 11 % des Français âgés de plus de soixante-cinq ans ne prennent aucun médicament de façon régulière. 50 % des Français âgés de plus de soixante-cinq ans prennent entre 1 et 4 médicaments chaque jour. 38 % de ces Français prennent de 5 à 10 médicaments par jour. Et 1 % prennent plus de 10 médicaments différents par jour. Cherche-t-on vraiment à soigner avec de tels régimes ? Une étude américaine vient de démontrer que les personnes prenant par exemple au moins 10 mg/jour de doxépine, un anti-dépresseur, 4 mg/jour du somnifère diphénhydramine ou 5 mg/jour d'oxybutynine, contre l'incontinence urinaire, pendant plus de trois ans couraient un risque nettement plus élevé d'être atteintes de démence. D'après cette étude, les « médecins traitants devraient régulièrement vérifier les médicaments pris par leurs patients, y compris ceux vendus sans ordonnance, pour voir comment les remplacer, tout au moins en partie, par des traitements sans anticholinergique[1] ».

Les effets « ennuyeux », les plus souvent constatés, sont :

— les troubles digestifs (nausées mais également hémorragies digestives notamment dues à certains anti-inflammatoires, diarrhée, nausées, vomissements, constipation, ballonnements, douleurs abdominales…)

____

1. Cette substance trouble la communication entre les cellules nerveuses et perturbe la mémoire et l'apprentissage (recherche sur près de 3 500 personnes de soixante-cinq ans et plus publiée dans *American Medical Association, Internal Medicine Journal*, 26 janvier 2015).

— la déshydratation

— les troubles du rythme cardiaque

— l'hypertension

— les accidents hémorragiques (en lien avec les anti-coagulants)

— les allergies

— les insuffisances rénales (problème majeur)

— les « confusions » mentales, vertiges, anorexie, somnolence, agitation, confusion, dépression, irritabilité, insomnie, convulsions, troubles de la vision…

— impuissance, troubles de la libido, troubles des règles…

Et également céphalée, arthralgie (douleur articulaire), myalgie (douleur musculaire), crampe, alopécie (chute des cheveux), sueurs, flush (rougeur du visage), éruptions, prurit (démangeaisons), œdème…

Ces effets secondaires, comme la somnolence, les hémorragies, l'insuffisance rénale, peuvent avoir des conséquences graves : 20 à 30 % des chutes seraient liées à la prise de tranquillisants ou de somnifères, avec un lourd impact sur l'autonomie à cause des fractures en tous genres. Ils font courir des risques sérieux, y compris aux plus jeunes, en cas de conduite automobile, ou même lors de déplacements à pied. Quant aux hypertenseurs, ne favorisent-ils pas les accès de colère ?

En France métropolitaine, 150 000 personnes chaque année sont concernées par une hospitalisation liée au mésusage des médicaments. Les erreurs les plus fréquentes concernent la prise – dose trop importante, trop souvent, pas au moment opportun –, une automédication inappropriée et le non-respect des contre-indications. Encore faudrait-il avoir des notices lisibles et compréhensibles par tous ?

Le nombre total de décès liés aux médicaments serait compris en 13 000 et 32 000 par an. Le double des accidents de la route… dont 8 000 morts pour des interactions nocives entre remèdes. Sans compter les erreurs de prescription : plusieurs études ont mis en évidence des médications erronées. Un article publié en 2002 est très significatif. Au sein de 36 établissements américains, il signale que 19 % des doses dispensées et administrées comportent au moins une erreur[1]. Celle réalisée dans un hôpital gériatrique parisien avance une discordance de 4 % entre le médicament délivré et celui prescrit[2]. Les erreurs sont encore plus fréquentes « en ville ». Mauvais diagnostic, absence d'ordonnance, identification erronée, il y aurait chez les généralistes une « grave erreur » tous les deux jours, selon un rapport du ministère de la Santé[3]. Les cas graves restent certes très rares ; le rapport fait néanmoins mention d'un décès, de quatre menaces vitales et trois cas d'incapacité.

Le plus malheureux est que ces erreurs auraient pu être évitables. On touche là à la formation des médecins, à l'insistance de certains visiteurs médicaux et bien sûr à la culture de la santé en France. Des habitudes « culturelles », chez les médecins comme chez les particuliers, expliquent largement ce phénomène. Nous attendons une ordonnance bien remplie ! Et les médecins ont parfois du mal à ne pas répondre à cette demande… D'ailleurs, 9 consultations sur 10 donnent lieu à une ordonnance contre 1 sur 10 aux Pays-Bas !

---

1. Barker K.N., Flynn E.A., Pepper G.A., et al. « Medications errors observed in 36 health care facilities ». *Arch Intern Med.* 2002 ; 162 : 1897-1903.

2. Bocquet P., Faucher N., Cheron J.-M., et al. « Évaluation de la qualité de la dispensation des médicaments dans un hôpital gérontologique ». *J Pharm Clin* 2001 ; 20 (1) : 39-46.

3. L'étude a porté sur 127 médecins exerçant dans les 22 régions de France au cours des mois de mai et de juin 2013 (Rapport ministère de la Santé, septembre 2014).

Les compléments alimentaires, ces diverses gélules, comprimés ou ampoules... qui contiennent notamment des vitamines, des nutriments, des oligo-éléments ou des extraits de plantes ne sont pas non plus anodins. Ils sont consommés de plus en plus souvent pour de « bonnes » raisons : le cholestérol, la peau, les cheveux, le cerveau ou pour améliorer ses performances. Les principaux effets indésirables recensés par l'Agence nationale de sécurité sanitaire de l'alimentation, de l'environnement et du travail (Anses) sont principalement des troubles du foie, des problèmes digestifs et allergiques. Plusieurs centaines de cas « d'intoxication » ont ainsi été signalés. Toutefois, toujours selon l'Anses, ce n'est pas tant le complément qui pose problème que l'interaction avec certains médicaments, le non-respect du dosage ou encore l'absorption de produits qui ne sont pas compatibles avec l'état corporel, l'allergie à une plante par exemple.

Médicament, peut-on s'en passer ?

Malgré ces risques évidents, et contrairement à ce que pourrait laisser croire ce réquisitoire, je n'ai rien contre l'usage du médicament, quand celui-ci est délivré à bon escient et accepté par la personne. Je serai bien obligé d'en prendre avec l'âge qui avance ! L'objet de ce livre est autre. N'en consommons-nous pas trop souvent ?

Gare au numéro 1... le paracétamol

Le paracétamol est le médicament le plus vendu en France. Cette préparation est devenue la référence contre la douleur et la fièvre. En vente libre, le paracétamol est présenté, y compris par les médecins, comme totalement sans danger… Il est « bien toléré », y compris pour les enfants et les femmes enceintes et est supposé « présenter peu d'interactions avec les autres médicaments ». Certaines personnes l'ont ainsi en permanence au fond de leur sac par simple précaution. Et elles ne se privent pas de l'offrir dès qu'un collègue ou un ami se plaint d'un mal de tête.

Pourtant, comme tout principe « actif », il n'est pas dénué d'effets secondaires. « Au vu des résultats présentés, nous pensons que le risque réel associé à la prescription de paracétamol est supérieur à ce qui est perçu par la communauté médicale », écrit le professeur Philip Conaghan. En effet, une équipe de l'université de Leeds a rassemblé quelque 1 900 études publiées sur les « effets toxiques du paracétamol »[1]. Elles démontrent que les personnes qui prennent chaque jour une dose de paracétamol, par exemple 3 comprimés de Doliprane 1 000 par jour ou 6 d'Efferalgan 500 – soit 3 grammes par jour – ont un risque de décès prématuré accru jusqu'à + 60 %. Elles ont une probabilité plus élevée d'avoir un accident cardio-vasculaire (+ 19 %), une hémorragie intestinale (+ 11 à 49 %) ou des atteintes rénales.

Ne prenons-nous pas des médicaments plutôt pour nous rassurer, parce que c'est l'habitude… Le marché aidant, ne nous rend-on pas sans s'en apercevoir hypocondriaques[2] ? Dans nombre de situations de la vie, on peut réellement s'en passer. Gardons les remèdes pour les pathologies graves. Pour les bobos, on peut faire… autrement ! Mais

---

1. « Paracetamol : not as safe as we thought ? A systematic literature review of observational studies », *Annals of the Rheumatic Diseases*, 2014, publié le 2 mars 2015.

2. Le monde pharmaceutique et les marchés financiers l'ont bien compris ! Les gens sont prêts à dépenser des fortunes si on les fait rêver à leur santé ou au maintien de leur jeunesse. La médecine et les médicaments apparaissent comme des gourmandises.

d'abord, il faut rechercher ailleurs le soin de soi et la sérénité...

Trente ans que je pratique ainsi... Bien sûr, j'ai eu beaucoup de chance, j'ai été épargné de grave pathologie ou d'accident dramatique. Mais est-ce seulement de la chance ? J'ai sans doute mis en place un certain nombre de préventions... Toutefois, comme tout un chacun, je n'ai certainement pas été exempt de multiples bobos : grippes, angines, rhumes, gastroentérites, mal au dos, vomissements, diarrhées, céphalées, entorses. Chaque fois, je m'en suis sorti avec du repos et quelques petits « plus » pour accompagner mon corps, notamment en nourritures ou boissons naturelles... Mais chaque fois sans médicaments. J'ai même été recousu sous le pied suite à une chute sur des rochers en planche à voile. J'ai accepté cette intervention sans anesthésie locale. Uniquement par autohypnose.

Je constate surtout que, avec les années, les bobos se sont espacés dans le temps. Sans doute, une meilleure connaissance de soi, moins de tension, beaucoup de relaxation, un peu d'acupression et un peu d'anticipation dès que je sens la fatigue ou le mal-être arriver... Et quand ils arrivent, je les fais passer en une bonne nuit de repos – au maximum deux jours de repos – et quelques retours sur le stress ou les émotions que j'ai subis sans réagir. Pourvu que cela dure !

C'est ma propre expérience que j'aimerais partager. Elle a été enrichie par nombre de « bonnes pratiques » de santé, des études sur les traitements alternatifs et surtout sur le soin de soi. Je remercie tous les soignants et les éducateurs de santé avec qui je collabore et qui tentent une autre approche de la santé et de la sérénité, notamment les professeurs Jean-Philippe Assal et Alain Golay de l'hôpital universitaire de Genève, mes collègues Greg Lagger, Francine Pellaud, Amanda Jullion, Anne Fauche du Laboratoire de didactique et d'épistémologie, sans oublier les conseils de bon sens de ma grand-mère Angèle Mélissano. Tous m'ont conforté dans cette approche et m'ont fourni nombre de suggestions, issues de leur propre expérience de soins ou de vie.

Au fil des ans, je me suis forgé l'idée que le corps humain est d'une telle complexité. Les certitudes sont rares, les zones d'ombre multiples, j'ajouterai que chaque personne est étrange. Pour ces raisons, on rencontre tant de croyances et de thérapies différentes. Pas toujours évident d'identifier l'origine d'une douleur ou les causes d'une maladie.

La prise en compte par chacun de son problème demeure la démarche la plus efficace pour rester en bonne santé. Pour aller vers une certaine sérénité, il nous appartient d'entreprendre une démarche pour guérir de nos blessures et de nos fragilités. L'objectif à terme étant de devenir son « propre thérapeute ». Ce qui n'empêche pas de consulter… Toutefois, nous avons un rôle à jouer dans notre guérison ; nous, mieux que tout autre, connaissons la situation, voire le conflit que nous avons vécu et ce que nous avons ressenti. Il ne nous reste qu'à en prendre conscience pour tenter d'y remédier. Le souci de soi, la sérénité ne sont pas seulement l'absence de maladie. Tout se joue en amont dans mon corps, dans ma personne, dans mes relations, dans les valeurs qui m'habitent et qui peuvent me perturber si je ne les explicite pas, si je ne les « travaille » pas… Il faut plutôt anticiper et apprendre à mettre en place notre « art de mieux vivre ».

I.

Pratiquons les fondamentaux…

« Ce n'est pas parce que les choses sont difficiles que nous n'osons pas, c'est parce que nous n'osons pas qu'elles sont difficiles. »
SÉNÈQUE

Aujourd'hui, il est entendu que pour vivre en « bonne santé », il faut penser : activité physique raisonnée et raisonnable et nourriture saine et équilibrée. Ces préceptes sont médiatisés en permanence par la publicité télévisée. « Mangez au moins 5 fruits et légumes par jour ! », « Pratiquez une activité physique régulière ». En France, un programme national a été mis sur pied sur les bases de l'OMS[1] pour orchestrer cette démarche : « Pour votre santé, évitez de manger trop gras, trop sucré, trop salé », « évitez de grignoter entre les repas ». Et d'ailleurs, « mieux manger et bouger plus » commencent à faire l'objet de séminaires

---

1. Organisation mondiale de la santé.

et d'ateliers dans les écoles, les entreprises et les municipalités.

Bien sûr, bouger contribue à rester en forme... Une activité physique régulière permet « d'améliorer le fonctionnement du cœur et des poumons ». Après une courte marche, « on sent son cœur battre, on respire mieux, on se sent plus détendu[1] ». C'est un moyen d'utiliser l'énergie consommée en trop via les aliments ingérés : on limite la prise de poids. Bouger, c'est encore booster son moral « pour mieux supporter le stress et certaines contrariétés » et améliorer la qualité du sommeil.

Du message à la pratique

Là est la « théorie » ; les résultats ne sont pas au rendez-vous : la sédentarité et la malbouffe se développent... Les confusions dans nos têtes restent fréquentes et les changements de comportement jamais évidents. Et comme toujours, même quand on sait, il reste une distance entre le savoir et le faire !

D'abord cette info santé est associée au bandeau des pubs pour aliments les plus gras, les plus sucrés et les plus salés. Elle se transforme en une sorte de slogan « bonne conscience » ! Et « les gens qui ont bonne conscience ont souvent mauvaise mémoire », comme le chantait Jacques Brel. Ensuite que d'incohérences dans les messages de santé, on évoque la nourriture et les activités, sans que la relation soit clairement établie pour le béotien. On avance encore le « Sport Santé » sans réellement préciser sa nature ; et beaucoup de personnes passé la trentaine sont réticentes au mot « sport ». Et il

---

1. Programme Manger-Bouger.

n'y a pas forcément de distinctions entre sport et activités physiques.

Mais les principaux obstacles au mieux vivre sont ailleurs. Que veut dire « bien manger », et surtout comment changer son alimentation ? Peut-on faire abstraction de ses habitudes alimentaires ? Ce sont des pratiques ancestrales, voire identitaires, véhiculées dans l'intimité de nos familles qui nous ont modelé depuis notre plus tendre enfance… Plus difficile encore, comment sortir de la sédentarité ? Tout dans nos modes de vie la favorise : la voiture pour aller chercher les enfants à l'école ou le pain à la boulangerie, les ascenseurs et les escaliers mécaniques omniprésents ; et de nos jours les usages professionnel ou personnel des écrans de toutes sortes qui nous clouent à nos sièges !

Bouger semble l'étape la plus difficile à mettre en pratique. Impossible de trouver trente minutes dans nos vies de tous les jours ? Le travail, les enfants, la famille, la maison, etc. Toutes de belles excuses ! Et puis, « c'est ennuyeux », « c'est fatigant », « on est vite essoufflé ». « Le sport ce n'est pas mon truc ! » « Bouger est-ce encore de mon âge ? Est-ce que cela ne va pas me fatiguer plus ? », « me détraquer plus ? » « J'ai mal au dos », « j'ai de l'arthrose », « j'ai mal au genou » ou « à la hanche ». « Compte tenu de mon hypertension, cela ne risque-t-il pas d'être dangereux ? » Tout est prétexte à l'immobilisme…

Alors, beau jeu de l'entendre, de le savoir, mais comment le mettre en pratique ? C'est sur ce plan que j'aimerais partager mon expérience. Cependant pas question de proposer une méthode ou des recettes, elles n'existent pas ! Chaque personne est unique. Ne faisons pas comme les magazines féminins ou les sites Santé : ils n'en restent qu'à l'apparence. L'essentiel n'est pas là, le paraître n'est pas l'être… La carapace se fissure vite si nous ne travaillons pas l'intérieur. Comme en politique, ces revues ne traitent pas des « vrais » problèmes. Elles abordent des questions secondaires pour nous pousser à consommer inutile !

Un coach pourrait-il nous y aider ? La plupart du temps, leurs solutions personnalisées ne sont valables que pour eux-mêmes ! Je n'en ai jamais senti le besoin ! Mais prenons-nous en main, positivons notre situation, y compris si nous avons une maladie chronique. Et si nous cherchions en nous ces « petits plaisirs » qui nous poussent à changer notre comportement ? Je suggérerai les miens. À vous de trouver les vôtres…

J'ajouterai à ces fondamentaux à revisiter un aspect immensément important dont on parle peu en matière de santé et encore très tabou en médecine : la place du sexe dans notre mieux vivre. Seuls les milieux branchés commencent à s'en préoccuper. Il faut dire que la misère sexuelle et la solitude restent très présentes dans notre société qui peine, malgré la pornographie ambiante, à sortir de la rigidité morale du XIXe siècle. Quel recul par rapport au XVIIIe, et pas seulement dans l'aristocratie, les mœurs étaient plus légères, plus permissives !

Oui ! osons dire que le sport en chambre, c'est excellent pour la santé ! Mais pourquoi le limiter à la chambre ? Sans doute quelques non-dits ou quelques interdits sont-ils à travailler… Il est bon de découvrir le véritable panorama des vertus de l'amour et de ses pratiques pas forcément amoureuses, plutôt jouissives ! Celles auxquelles nous pensons parfois secrètement, mais également celles auxquelles nous n'avons jamais osé cogiter.

Les grands petits « plus » du bien vivre

Même si nos contemporains se déclarent en majorité en bonne santé et bien entourés, une grande partie de cette population – notamment au sein de la jeunesse – échappe à cet apparent « bien-être ». Nombre de souffrances, y compris chez les nantis, sont enfouies dans le silence, voire la négligence. Du stress aux insomnies, les manifestations peuvent aller jusqu'à la déprime ou la tentative de suicide.

Et cela pas seulement chez les personnes plus âgées qui souvent passent leur temps à parler de leurs bobos et par là évacuent la tension. Les plus jeunes, notamment les étudiants, sont très souvent dans une grande souffrance insidieuse. Une étude d'Harris réalisée en France souligne que 66 % des étudiants ont ressenti un stress régulier sur une période de quinze jours – hors période d'examen – allant jusqu'à la tristesse ou la déprime pour 48 % d'entre eux. Un étudiant sur trois avoue également « mal gérer son stress ». Pour un peu plus d'un tiers d'entre eux, cela s'est traduit par des troubles du sommeil.

Face à ce mal-être, 1 étudiant sur 10 prend des médicaments, de type tranquillisants ou antidépresseurs ; 30 % ont une consommation importante ou excessive de tabac et d'alcool, voire de cannabis. La population adulte ne fait pas mieux. Peur du chômage, de l'échec, des attentats, du sida, des vols, du manque de reconnaissance et même, peur d'avoir peur… Nos angoisses présentent plusieurs visages, elles sont le symbole d'une société qui ne s'est jamais autant souciée de son « bien-être ». Pourtant vivait-on vraiment mieux dans les années 1930 avec la crainte du nazisme, de la pauvreté et des déportations ou dans les années 1950 ou 1960 dites « des trente glorieuses » ?

Je suis né dans les années d'après-guerre, rien n'était facile ou joyeux, contrairement à l'idée qu'en donnent les médias aujourd'hui. Il y avait encore des restrictions draconiennes. Heureusement qu'il existait la Goutte de lait, cette institution créée en 1892 par le docteur Gaston Variot (1855-1930). C'était un formidable dispensaire de proximité dans ce quartier très populaire qu'était alors le Vieux Nice. Sa fonction était tout à la fois médicale, sociale et éducative. Enfant, j'ai dû faire face à la reconstruction de la ville, aux dernières pénuries alimentaires, aux guerres d'Indochine et d'Algérie. On voyait la date approcher où il aurait fallu partir combattre dans cette « sale guerre ». La tuberculose, la poliomyélite (notamment les épidémies de 1953 aux années 1960), la variole (épidémie de 1955) sévissaient encore fortement. Mais tout était plus discret, on était peu au fait de ce qui se passait dans le monde. Seuls la crise de Cuba et le Mur de Berlin ont fait craindre une troisième guerre mondiale.

L'enfance n'était pas synonyme de quiétude. Il me fallait bosser à la maison, mon père avait toujours un bricolage à faire, je me devais de l'aider. C'était ainsi, la famille fonctionnait de la sorte… Nous n'achetions pratiquement rien à part la nourriture. Le jeudi, jour alors de liberté scolaire, il me demandait de l'accompagner dans ses travaux de peinture pour arrondir le salaire familial. Ma marraine avait-elle besoin de moi pour pousser le charreton de l'entrepôt au marché, du marché à l'entrepôt ? Je me devais de répondre présent, tout comme pour vendre à son étal. Tout cela était normal, jamais on n'en souffrait : la vie du quartier était ainsi. Il n'y avait pas d'envie de consommation effrénée. L'été, je ramassais les pommes de terre ou les haricots. Pas de rémunération ou d'argent de poche, mais c'était également ordinaire ! Ma marraine me permettait d'aller voir la télévision chez elle, ma mère obtenait un cageot de pommes de terre ou de haricots de l'agriculteur !

La vie paraissait plus simple, on ne fermait pas la porte à clef, on laissait le vélo devant l'entrée sans cadenas.

Je ne connaissais pas le mot « stress » ! Ce qui paraîtrait aujourd'hui insupportable se vivait calmement au quotidien, sans salle de bains, avec une seule pièce chauffée l'hiver !

Mobilisons nos savoirs

Avec le recul, je trouve que j'ai eu beaucoup de chance ! La vie était simple, il fallait être volontaire, faire preuve de curiosité et de créativité. J'ai pu en tirer plusieurs « plus de santé » que j'ai introduits dans ma vie au quotidien. Les fondamentaux développés aux trois premiers chapitres sont un point de départ pour de « bonnes pratiques » de santé, mais nous restons encore loin de la dynamique pour aller vers une sérénité personnelle. D'autres « moments » de santé sont à introduire dans nos vies.

Par exemple, sur un plan strictement physique, j'ai toujours fait la « chasse » au stress. Je suis heureux de savoir qu'aujourd'hui c'est devenu une particularité contemporaine, mais qui n'est pas très facile à mettre en œuvre dans cette société devenue anxiogène. Quelques « règles » de vie peuvent nous en protéger ! De même, notre sommeil et nos addictions sont à surveiller de très près. Dans les deux cas, il est tellement facile de passer outre. Enfin, en tant que méditerranéen, j'aimerais ajouter la place du soleil à ne pas négliger, surtout quand on vit dans des contrées qui en manquent fortement. Pour ceux qui ont la chance de l'avoir tous les jours ou pour ceux qui viennent le chercher, il engage de ne pas faire n'importe quoi. Voilà un autre bel exemple de paradoxe, direction santé : toujours un « optimum » à trouver. Un peu de soleil est indispensable, mais pas trop et pas trop d'un coup (de soleil) ! À surveiller…

Ce sont ces quelques pratiques que j'ai pu « expérimenter » que j'aimerais partager. Je les conforterai avec les résultats de plusieurs études scientifiques les plus sérieuses sur la question pour encourager à adopter cette voie ! Et j'ajouterai : il ne suffit pas de savoir, il faut pratiquer ! N'hésitons pas à le répéter…

1. Pour notre santé, bougeons !

*« L'humanité se divise en trois catégories :
ceux qui ne peuvent pas bouger,
ceux qui peuvent bouger, et ceux qui bougent. »*
BENJAMIN FRANKLIN

Soyons clairs, bouger ne veut pas dire forcément courir comme un dératé ou faire du sport. Cela limite trop les adeptes et bloque nombre de personnes. Bouger, c'est pratiquer une activité qui nous pousse à faire des mouvements. Et pour continuer sur la durée, encore faut-il choisir la pratique qui nous plaît ou celle qui nous porte.

Le gros problème que chacun de nous rencontre n'est-il pas de démarrer ? Et pour s'y lancer, il est essentiel de comprendre pourquoi bouger est si important pour notre santé et notre bien-vivre... Autrement, « bouger » reste un simple slogan qui comme beaucoup de ces pubs qu'on entend à longueur de journée traverse notre tête sans effet ! Cela tient à notre histoire de petits d'Homme ! Nos ancêtres chasseurs-cueilleurs parcouraient environ une quinzaine de kilomètres par jour pour chercher leur pauvre pitance. Notre espèce s'est développée ainsi, nos muscles, notre cœur et les autres organes ont été sélectionnés pour répondre au mieux à ce contexte. Actuellement, grassement nourris, nous cheminons en moyenne sur 2 petits kilomètres par jour. Ce qui veut dire que nombre d'entre nous lézardent ou… presque.

La sédentarité est une dérive dramatique pour notre corps. De par nos origines, nous ne sommes pas adaptés à l'inactivité ! Quelles sont les conséquences ? Selon l'Organisation mondiale de la santé, la sédentarité est la dixième cause de mortalité dans le monde[1]. La dernière étude, celle de 2008, estime à près de 4 millions le nombre de personnes décédées par inactivité. Des chiffres plus importants que pour le tabac ! Ce niveau actuel de passivité est dû en grande partie au manque de pratique physique pendant les temps de loisirs et à une augmentation des comportements sédentaires lors des activités professionnelles et domestiques. Et l'augmentation des modes de transport « passifs » y contribue grandement.

Bouger pour bien vivre

Bouger conserve le corps dans son ensemble, donc maintient la forme et retarde le vieillissement. Une activité un peu soutenue entretient « la force musculaire, la souplesse, l'équilibre, la coordination et le tonus », comme l'indique le site Bouger-Manger. Le capital osseux augmente, participant ainsi à la croissance des adolescents et différant la sénescence des adultes. Et la résistance à l'effort même modéré permet de lutter plus efficacement contre la fatigue et la lassitude.

L'activité physique régulière agit – c'est attesté – sur de nombreuses cibles : elle fait baisser la tension artérielle

---

1. OMS, Plan d'action 2008-2013 pour la Stratégie mondiale de lutte contre les maladies non transmissibles
http://whqlibdoc.who.int/publications/2010/9789242597417_fre.pdf

ainsi que le cholestérol – le cholestérol total et le LDL cholestérol pour les spécialistes –, tout en augmentant le « bon » cholestérol, favorisant par là même une diminution des risques de crise cardiaque et d'AVC[1]. Les études récentes montrent même qu'une pratique régulière régule la glycémie et évite ainsi la survenue du diabète de type 2. Elle diminue la graisse accumulée dans le ventre ou sur les hanches. Enfin l'activité physique prévient le risque de développer d'autres maladies : hypertension artérielle, cancers – du côlon et du sein –, ostéoporose[2]…

Bouger c'est bon pour le corps, mais également pour l'esprit ! Ses vertus sont multiples et on en découvre tous les jours. Le mouvement, c'est le meilleur moyen de bien faire fonctionner tout l'organisme. Le système musculaire est mis en branle et a besoin d'un élément essentiel : l'oxygène. Il appelle le cœur et les poumons à l'aide pour lui en fournir. Le cerveau et les nerfs en profitent largement, l'encéphale consomme beaucoup d'oxygène. Bouger, c'est aussi booster son moral pour mieux supporter le stress et certaines contrariétés. On a ainsi constaté que l'activité physique a un effet favorable sur l'anxiété et la dépression. Elle améliore aussi la qualité du sommeil ; après s'être dépensé, on s'endort plus rapidement. On se réveille moins souvent la nuit et notre durée de sommeil est allongée.

Or l'Européen passe en moyenne chaque jour 4 heures assis et 3 h 17 devant ses écrans d'ordinateur ou de télévision… Et plus des deux tiers des Français sont sédentaires. Il est vrai que tout est fait, dès le plus jeune âge, pour ne pas bouger. Pour commencer, l'école contraint les jeunes corps pratiquement 6 heures chaque jour à la plus stricte immobilité.

---

1. Longuet S., Couillandre A., *Les effets de l'activité physique sur le syndrome métabolique chez l'homme et la femme, Kinésithérapie,* Vol 8, 21-26.

2. Rapport Haut comité de santé publique, pour une politique nutritionnelle de santé publique en France, éditions ENSP, 2000.

Ils voient leurs parents se garer pour les déposer à l'école. Et souvent, l'enfant qui rentre chez lui s'assoit aussitôt, puisqu'il voit ses parents faire de même devant la télévision. Ensuite, ils se mettent à faire les devoirs ou à jouer sur des tablettes ou autres appareils vidéo, toujours assis. Rares sont encore les applications comme la Wii qui obligent au moins à bouger.

Devenus parents, le pli est pris. Et cela est renforcé par les métiers actuels et nos nouvelles « machines »[1]. Ils passent leur journée assis, devant un bureau ou une machine à commande numérique, puis ensuite dans leur voiture, ou se précipitent sur les quelques places assises dans le bus ou dans le métro !

Que veut dire pratiquer une activité physique ?

Je dis bien « bouger » ou « pratiquer une activité physique ». Bouger, ce n'est pas s'astreindre à une gymnastique spartiate tous les matins ou envisager le prochain marathon de New York. Laissons cela à ceux qui ont besoin d'exister ! Une pratique excessive de sport est d'ailleurs aussi néfaste pour la santé. Un jogging trop intense ou trop irrégulier, avec des à-coups – une séance de course de 2 à 3 heures une fois par semaine, un rythme soutenu de plus de 10 km/h –, rend la personne plus sensible aux maladies cardiaques et surtout contribue à diminuer l'espérance de vie ! Tout est affaire de dosage…

Bouger, ce n'est pas non plus faire un sport. 71 % des plus de cinquante-cinq ans appréhendent de se remettre au sport, dont 37 % sont réellement angoissés[2]. Certes, j'ai commencé

---

1. Écrans télés, ordinateurs et autres tablettes sont les grands responsables de cette sédentarisation.

2. Troisième baromètre Sport santé de la Fédération française d'éducation physique et de gymnastique volontaire (FFEPGV).

à courir très jeune dans les années 1960. À l'époque, il n'était pas encore question de santé. J'étais bien seul, ce n'était pas la mode[1] ! Aucune recherche médicale ne l'attestait. Je passais même pour un zombie à courir dans les rues ! Le jogging ne se pratiquait que sur les stades… Je sentais intuitivement que c'était bon pour moi : conserver quelques souplesses et certaines résistances de mon passé de sportif amateur. Mais il est vrai que si je courais pour conserver ma forme de jeunesse, je dois avouer que la course à pied a toujours été, pour moi, un peu fastidieuse. Et je comprends pourquoi nombre de mes contemporains ne courent pas…

Si nous n'avons pas le goût pour le jogging, rien n'est perdu ! On peut s'activer en montant le plus souvent les escaliers au lieu de prendre systématiquement l'ascenseur. On peut rouler à vélo plutôt que d'utiliser la voiture, marcher pour aller s'acheter son journal et son pain, ou d'une manière plus générale aller faire son marché tous les deux jours. Les autres jours, on peut passer son aspirateur, bêcher si nous avons un jardin[2], aller faire une grande promenade avec nos enfants ou petits-enfants, etc.

Ne dites pas que vous ne pouvez pas trouver chaque jour 30 minutes pour faire une activité ! Si la famille ou le travail nous prend vraiment la tête, il reste encore des possibilités à imaginer pour les trajets. Nous pouvons aller au travail à vélo comme je le pratique au quotidien ou en trottinette. On peut s'arrêter deux arrêts de bus, de tram ou de métro avant ou encore garer sa voiture dans un parking un peu éloigné s'il est impossible de faire autrement. Voilà d'autres occasions simples de bouger !

---

1. Plusieurs fois, j'ai fait peur à des passants, tellement c'était inhabituel ! Surtout que je courais en habit de ville. Après, je me suis résigné à porter un survêtement et un bonnet. J'étais connoté alors « sportif », cela devenait convenable !

2. Il existe dans les villes des jardins collectifs où l'on peut s'inscrire. Nombre d'entreprises ou de municipalités proposent des lopins de terrain où l'on peut cultiver.

Pour y réussir, il nous faut trouver le bon prétexte, soit l'activité « bonne conscience » si nous en avons besoin. Pour certains ce peut être la promenade du chien, la marche en forêt avec les gamins, le grand nettoyage de l'appartement ou le jardinage quand on a la chance d'avoir un coin de terrain. Si nous avons dépassé ce besoin de « bonne conscience », le plus important, c'est de trouver son « petit plus » ou son petit plaisir pour le réaliser sur la durée ! Car bouger, c'est sur la durée…

Si courir est fastidieux, j'insiste, d'autres solutions existent ! Personnellement, je choisissais la ville comme terrain de sport ! Je pouvais visiter ou au moins me divertir en longeant façades et vitrines. Aujourd'hui, je cours avec un iPod à l'oreille en écoutant la radio ou maintenant des podcasts… ou mieux, à plusieurs en discutant. Avec la grande mode actuelle du running, il est devenu facile de trouver un groupe de quartier ou un club pour le pratiquer dans la plus grande convivialité. Et s'il n'en existe pas, on peut toujours le créer en passant une annonce sur les réseaux sociaux. Plus question de voir l'activité physique comme une punition qu'on s'inflige ! Pour être efficace, la pratique sportive se doit de rester ludique. Quand elle devient un pensum, il vaut mieux passer à autre chose… parce qu'on ne persistera pas.

À la place de la course à pied, ce peut être le roller. Cette pratique est moins traumatisante au point de vue des cartilages que la course à pied par exemple. Arrivés à quarante-cinq/soixante ans, les gens ne peuvent plus courir car ils ont mal partout alors que le roller ne provoque pas ces traumatismes-là. L'activité est plus plaisante, dommage que les trottoirs soient encore peu aménagés pour cette pratique. Avec le roller, j'ai également penché pour la natation dès que la température des piscines a augmenté. Et ma filleule, qui était championne de France de natation, m'avait offert un des tout premiers baladeurs amphibies. Maintenant il est facile de s'en procurer. C'est une bonne solution pour enchaîner agréablement les longueurs de bassin. Heureusement, on commence à trouver des piscines d'eau chaude et avec des toboggans où on peut diversifier les activités avec la famille. Dommage que la France soit encore en retard sur ces équipements.

D'autres opteront pour la marche rapide. La marche à pied représente l'une des formes d'exercices les plus naturelles pour notre corps. Pas dangereuse et facile à démarrer, elle ne demande pas d'entraînement particulier, pas d'équipement sophistiqué et ses bienfaits pour la santé sont nombreux. Elle constitue probablement la meilleure activité pour commencer à perdre du poids de façon permanente, tout en stimulant le fonctionnement de divers organes. D'autres encore choisiront un sport d'agrément comme le tennis[1] ou le golf ou un sport à pratiquer avec ses ami(e)s ou sa famille. L'objectif est d'y aller progressivement. Pas d'efforts denses et rapides, nous ne tiendrons pas sur la durée, essayons d'augmenter graduellement les activités bougées de la vie quotidienne. Fixons-nous des objectifs par semaine. Il s'agit de passer de 0 minute à 30 minutes cinq fois par semaine. Notre corps n'est pas conditionné d'entrée, il faut qu'il s'adapte. On doit démarrer en douceur, se mettre en situation : aller faire son marché, chercher ses enfants, jouer avec eux… Nombre de petits gadgets permettent de comptabiliser les pas que nous faisons. Des applications gratuites existent désormais sur notre smartphone pour connaître nos mouvements quotidiens. Il s'agit par exemple de Runtastic et Pacer-Podomètre.

---

1. Modérément pour éviter les tendinites et les problèmes de dos.

Ces applications sont gratuites et existent sur Android et sur iPhone. L'objectif conseillé est de faire au moins 10 000 pas par jour ! Si nous faisons moins de 3 000 pas par jour, nous sommes peu actifs, il faut nous bouger ! De 3 000 à 6 000 pas, c'est un « bon » début, mais c'est encore insuffisant… De 6 000 à 10 000 pas, nous sommes dans la bonne direction. D'autres applications plus complètes traquent toutes nos activités quotidiennes : le nombre de pas effectués, de marches montées et de calories brûlées… En sus, elles indiquent aussi le moment optimal de notre réveil.

Il existe également de petits instruments que l'on peut porter discrètement comme pour les cyclistes :

— le boîtier Pulse distingue marche et course, et mesure le rythme cardiaque

— le bracelet Up nous alerte en cas d'inactivité prolongée et propose un réveil matin dit « anti-grognon » !

Apple et Google sont en train de préparer nombre de lunettes ou de bracelets de ce type. Si nous sommes du genre « branché numérique », ces appareils font bouger durablement ceux qui les utilisent. Laissons-nous guider par l'envie ou le plaisir.

Si nous sommes adeptes de salle, de nouvelles activités physiques sont proposées sur le marché pour garder la forme. Cardio, gym douce, activités fun… nous avons l'embarras du choix. Cette année, ce sont les pratiques aquatiques qui ont le vent en poupe. Aquacombat, Aquatonus, BodyPalm ou encore Aquabike… Autant de noms pour conserver un corps tonique.

Aujourd'hui, le Piloxing propose musique entraînante et mouvements ludiques et le Velo Expresso s'accompagne d'un jeu d'arcane. Mais il ne faut pas forcément céder à ces programmes, il est possible de faire du vélo d'appartement face à un téléviseur !

Vos dépenses en énergie

Les dépenses énergétiques peuvent varier d'un facteur 10 entre le repos le plus complet (au lit sans activité intellectuelle) et les activités exténuantes (sports, métiers harassants). Pour avoir une idée de l'activité pratiquée, voici l'énergie dépensée chaque minute par un individu de 70 kg.

	Kilocalories	kilojoules
— Au lit ou au repos	1,08	4,50
— Assis, tranquille	1,39	5,82
— Debout, tranquille	1,75	7,32
— Marche 5 km à l'heure	3,7	15,5
— Marche 5 km à l'heure avec un sac au dos de 10 kg	4,0	16,7
— Marche dans escalier	5,9	24,8

Travail domestique
| — Cuisine | 2,1 | 8,8 |
| — Ménage (aspirateur) | 4,3 | 18,0 |

Travaux professionnels
— Travail de bureau (sédentaire)	1,8	7,5
— Conduite de tracteur	2,1	8,8
— Chargement de sacs	5,4	22,6
— Abattage d'arbres (à la hache)	8,6	36,0
— Travail dans la mine au pic	6,9	28,9
— Tailleur	2,9	12,1
— Mécanicien	4,1	17,2
— Électricien	3,6	15,1
— Routier	1,6	6,7
— Enseignant primaire	2,6	10,8
— Enseignant secondaire	2,5	10,4
— Enseignant université	2,8	10,6
— Chercheur	2,3	9,6

Loisirs
— Intellectuel   2,5   10,5
— Billard, golf, voile, etc.   2,5-5   10,5-21
— Danse, tennis, etc.   5-7,5   21-31,5
— Athlétisme, football, etc.   > 7,5   > 31,5

Ce tableau montre que le seul fait de se tenir assis demande 0,3 kcal en plus qu'allongé. Dès que nous nous tenons debout ou que nous marchons, notre dépense en énergie se trouve encore accrue. Les travaux ménagers (faire la vaisselle, balayer, enlever la poussière) nécessitent environ 4,3 kcal à la minute.

La pratique intellectuelle est également énergivore : de 2,5 à 2,8 kcal à la minute. Cette dépense est plus grande pour ceux qui pensent en faisant des activités physiques ! La pratique d'un sport est encore plus coûteuse : de 5 à 7,5 kcal à la minute pour le tennis, à 8 et même 10 kcal à la minute en pleine action dans un sprint long (athlétisme).

Trouvons les activités qui nous portent !

Bouger au quotidien, c'est donc simple. Il faut seulement vouloir s'y mettre. Trouvons les activités qui nous motivent. Pour moi, j'ai un secret de forme, je pratique le pilou[1]. Ce sport niçois m'a toujours fait bouger et me fait bouger par plaisir. Il permet un peu d'émulation tout en restant très convivial.

Il ne s'agit ni d'un tissu, ni du cri des supporters du RTC Toulon, mais d'un sport de haute voltige et de grande dextérité quand il est bien pratiqué, qui se joue avec une pièce trouée – les anciennes pièces – et un peu de papier.

---

1. On dit qu'il est niçois par chauvinisme ! En fait, il se pratique en Chine, au Vietnam, en Thaïlande, au Brésil et sur le pourtour méditerranéen. L'armée japonaise l'utilisait au XIXe siècle pour l'entraînement de ses troupes.

Le tout constitue un volant des plus primitifs. Celui-ci se jongle avec les pieds, la tête et le corps. Les mains sont strictement interdites sauf à l'engagement. Ces règles sont très simples et il ne peut y avoir de contact. Le but est de faire tomber le pilou dans le camp adverse dans un petit cercle tracé au sol !

Règles du pilou (le pilo en niçois)

Le pilou. Le pilou est un volant fabriqué à partir d'une ancienne pièce de 10 centimes trouée et d'un bout de sac plastique. On chauffe légèrement le dessous de la pièce pour faire adhérer le plastique.

Le terrain. Sur un espace de 10 m sur 10 m environ, on trace une croix à la craie ainsi que 4 cercles de 112 cm de diamètre : les buts. Leur centre est situé à 280 cm des côtés de la croix.

Le Jeu. Une partie de pilou se joue à 4, par équipes de deux partenaires, placés en diagonale. Le but du jeu est de jongler et de faire des passes entre équipiers pour envoyer le pilou dans les cercles des adversaires. Toutes les parties du corps sont admises, à l'exception de la main et du bras.

La partie. On engage le pilou à la main sur son équipier. C'est le joueur du camp dans lequel est tombé le pilou qui réengage à la main. Pour marquer un « pilou » (un point), un des équipiers doit envoyer le pilou dans l'un des cercles des adversaires. Un attaquant peut pénétrer dans l'autre camp. Les défenseurs ne le peuvent pas, tant que l'un des attaquants n'a pas franchi la limite de son camp. On peut jouer le pilou au rebond. On change de camp après chaque pilou.

> La durée. La durée de la partie est convenue au préalable. En championnat, elle est de 6 à 10 minutes. On peut jouer également aux points.

Le pilou était un sport très populaire des pays de la Méditerranée dans les années 1950 et 1960. Hitchcock l'a immortalisé dans son film *La Main au collet*. Ces dernières années, il rencontre à nouveau un franc succès auprès des jeunes de la région niçoise. On peut cependant le pratiquer à tout âge ; comme au cricket on peut compenser la vélocité par l'expérience et l'adresse. L'effort n'est jamais intense, mais prolongé. On peut s'entraîner seul comme on le ferait avec une corde à sauter. La pratique la plus courante est de jouer à deux contre deux avec une certaine émulation. Cette pratique développe l'adresse, la coordination, tout en faisant travailler tous les muscles du corps dans un esprit de convivialité[1].

Il n'est jamais trop tard !

Bouger aide à rester au top. Toutes les études actuelles concordent. Les scientifiques l'ont mis en évidence, l'activité physique produit en complément des substances chimiques bénéfiques, les hormones. Bouger avec une certaine amplitude libère de l'adrénaline… qui a un effet bénéfique sur la gestion des sucres par l'organisme. Le cerveau, grand acheteur de glucides, en profite particulièrement. Il produit sur la durée surtout de l'endorphine, une substance qui calme, euphorise et qui « booste ». Y compris nos globules blancs. Les coureurs de fond sur

---

1. Pour en savoir plus : Giordan A. et Maria J. *Et vive le pilou*, Serre, 2008, le site du pilou : http://sitedepilou.free.fr ou celui de Nissa Pilo : http://www.andregiordan.com/nissa/assopilou.html

route ou sur neige parlent « d'extase ». Ils le vivent comme un moment d'euphorie ou de flottement dans l'irréel. Ils sont sujets à moins de stress car l'effet anxiolytique persiste pendant trois à huit heures. De plus, les endorphines possèdent les mêmes propriétés antalgiques que la morphine. Elles élèvent le seuil de la douleur en inhibant les douleurs d'origine musculaire ou tendineuse. Elles limitent les sensations d'essoufflement à l'effort et d'épuisement.

Doit-on alors considérer les endorphines comme une drogue ? Les spécialistes se montrent rassurants : les endorphines sont rapidement détruites par les enzymes de l'organisme. Tout au plus créent-elles une dépendance psychologique aux sports. Les sports d'endurance – jogging, ski de fond, vélo – sont les plus efficaces pour sécréter des flots d'endorphines. Les sports en salle, type cardio-training, aérobic, step, interval training (activités à efforts fractionnés) ont les mêmes effets au-delà de 15 à 20 minutes. Déjà le simple fait de bouger peut entraîner un début de plaisir. Il est dû alors à d'autres substances que le cerveau sécrète : la dopamine, la sérotonine.

D'autres neuromédiateurs, dont la sérotonine, exercent également un rôle actif contre la dépression. En revanche, l'inactivité induit tout le contraire : l'envie de ne rien faire, la lassitude et la fatigue. Et si par hasard la vie de tous les jours pose quelques problèmes ou quelques contrariétés, c'est la déprime assurée.

À vous de vous y mettre et ne dites plus : « Je ne vais pas commencer maintenant ! » Il n'est jamais trop tard. Si nous nous sentons encore jeunes, profitons du moindre déplacement pour y intégrer un peu d'exercices. Si nous sommes retraités, utilisons les saisons pour varier notre type de vitalité. L'été, profitons des activités aquatiques : natation, aquagym, pédalo, kayak, rameur, etc., jouons avec les petits-enfants, partons en promenade. Si nous possédons un jardin, tondons la pelouse, bêchons pour récolter les légumes et pourquoi pas se lancer dans quelques réfections de peinture dans la maison… À l'automne, les promenades en forêt sont fabuleuses, nous pouvons ramasser champignons, mûres, faire des randonnées à vélo. Au jardin, il y a les feuilles à ramasser, le bois à couper. N'oublions pas d'aller chercher les petits-enfants à l'école à pied ! L'hiver, nous pouvons profiter du ski de fond ou de la marche en raquette. Pourquoi ne pas jouer à la Wii, faire du vélo d'appartement, aller dans une salle de sport et pourquoi ne pas aller danser ! Le printemps revenu, nous pouvons reprendre doucement le vélo, recommencer les promenades sur un rythme un peu plus rapide et avec un jardin, il nous faudra bêcher, ratisser, couper, planter…

Pour votre serviteur, qui fait un travail d'écriture pour préparer mes conférences, mes expositions ou pour écrire ce livre, j'entrecoupe en permanence ces activités toutes les deux heures par des quarts d'heure où je fais du jardinage, de la course, des exercices pour le dos ou de la natation. Ce qui ne m'empêche en rien de continuer à penser à mon travail, bien au contraire, le recul permis apporte de nouvelles idées…

Bien sûr, on peut dire que c'est un grand privilège. Mais nombre d'entreprises nouvelles l'ont mis en place. Les start-up du numérique créent des salles de sport pour leurs employés. En fait, c'était une pratique courante des entreprises des pays communistes. Chaque heure existait une pause gymnastique sur place. Ce n'est jamais une perte de temps !

Si nous sommes jeunes, n'hésitons pas à courir si cela nous fait plaisir. Cette pratique quand elle devient régulière n'est pas seulement un moyen de garder la ligne ou d'évacuer le stress, elle prolonge de plusieurs années l'espérance de vie : 6,2 ans pour les hommes et 5,6 ans pour les femmes, d'après les résultats d'une étude danoise.

En effet, la course à pied effectuée de façon modérée et régulière améliore la fonction cardiaque, abaisse sensiblement la tension artérielle, et stimule le système immunitaire ; elle augmente la sensibilité à l'insuline, elle prévient ainsi de l'obésité et du diabète de type 2, tout en améliorant la santé mentale. Des chercheurs américains ont cherché à identifier une éventuelle relation entre la pratique de la course à pied et l'espérance de vie. Ils ont observé des bénéfices chez tous les coureurs comparés aux sédentaires, peu importe la distance parcourue, le temps, la vitesse. Une réduction du risque de décès existe chez ceux qui pratiquaient moins de 51 minutes, sur environ 10 km à moins de 10 km/h et cela une à deux fois par semaine… Les coureurs invétérés ne récoltaient pas forcément des bénéfices supérieurs à courir plus, bien au contraire[1]. Cet article montre également que courir 5 à 10 minutes par jour, à moins de 10 km/h, suffirait pour réduire le risque de décès. Le manque de temps, argument si souvent avancé, n'est pas une barrière. Ceci devrait encourager des personnes sédentaires en bonne santé à se mettre à ce sport !

Au bout d'un quart d'heure d'un footing doux, des endorphines, ces hormones du plaisir, vont encore inonder le cerveau. Avec l'adrénaline, elles provoquent un état d'une douce jouissance. Le cerveau se met à planer, pas besoin de prendre de la drogue. Fini les cartels de Colombie ! Le seigneur de la tête reçoit sa part de drogue de la façon la plus naturelle et sans effets secondaires…

Toutefois, les excès sont toujours répréhensibles. Un exercice de course sportive contrarie largement les bienfaits[2]

---

1. Duck-chul Lee, Russell R. Pate, Carl J. Lavie, Xuemei Sui, Timothy S. Church, Steven N. Blair. « Leisure-Time Running Reduces All-Cause and Cardiovascular Mortality Risk. » *Journal of the American College of Cardiology*, 2014 ; 64 (5) : 472 DOI : 10.1016/j.jacc.2014.04.058.

2. L'exercice trop intense ou trop long sur la durée (plus d'une ou deux heures) peut endommager le cœur, en distendant les fibres cardiaques, voire en provoquant

obtenus par la pratique d'une activité régulière et modérée. Mieux que l'intensité, c'est la régularité qui compte. Tout est dans la douceur, la progressivité et l'opportunité. Pour allonger son espérance de vie, il est conseillé de courir à un rythme modéré en deux à trois séances par semaine. Pas plus, ni moins. Et les pertes de poids ne sont pas immédiatement au rendez-vous, une course de grande intensité fait surtout perdre de l'eau par transpiration que l'on reprend tout de suite en boissons et elle diminue la masse musculaire, en puisant dans ses glucides. On devient aussitôt affamé, et on mange plus de calories que celles dépensées dans l'activité. La graisse, elle, n'est pas touchée. Si nous voulons vraiment perdre du poids sur la durée, la marche active est plus efficace…

Tout est, il est vrai, dans la durée : 5 minutes n'est que bonne conscience ! Envisager plutôt de 30 à 45 minutes chaque jour. Le plaisir – nous insistons – est un atout essentiel pour prendre goût à une activité physique et s'y épanouir. Il est important de choisir ses activités en fonction du bienfait que l'on peut se donner.

> Une activité physique régulière même modeste est favorable pour la santé. Bouger c'est bon pour le corps, mais également pour l'esprit ! Mais jamais intensément, toujours modérément, progressivement et sur la durée. Ne pensons pas uniquement sport. Trouvons l'activité physique qui nous convient, celle qu'on peut mettre en place facilement et qui nous donne du plaisir. Ou bien mettons de l'activité, de l'exercice, dans notre quotidien professionnel ou familial.

---

des micro-déchirures dans le muscle cardiaque. Il en résulte également des troubles du rythme cardiaque, type fibrillation des oreillettes. C'est un symptôme très fréquent chez les anciens adeptes du marathon.

2. Mangeons,
astuces pour notre moral

« Que ta nourriture soit ton médicament... »
HIPPOCRATE

Issu d'une famille de gros, certains de mes parents ont même eu un diabète de type 2, j'ai toujours fait très attention à la nourriture. Cela ne m'a pas conduit à l'intégrisme prôné par certains, car se faire plaisir en mangeant est très bon non seulement pour la santé, mais pour le moral... Le corps a en permanence besoin de l'énergie qu'il puise dans les aliments. Il doit renouveler au quotidien sa propre matière, et pour commencer les lipides sont nécessaires, ces substances grasses, pour son cerveau et ses nerfs[1].

Une seule précaution : tenir compte des « ni-ni ». Rien à voir avec la politique ! Ici, il faut ni trop de nourriture, avec trop de graisses cachées, ni trop peu, les régimes drastiques induisant un poids faisant le yo-yo. Ni trop de

---

1. Chaque nerf par exemple est entouré d'une matière lipidique, c'est-à-dire « grasse ». Elle facilite la transmission de l'influx nerveux.

sel, ni trop de sucre ; ce qui ne veut pas dire pas du tout. Tout est affaire d'équilibre ! Mais il ne suffit pas de le savoir, il faut pouvoir l'assurer. Ici également, les gourous sont multiples et chacun y va de sa recette. Que nenni ! Arrêtons les régimes, ils sont intenables sur la durée et le plus souvent inefficaces. Privilégions l'équilibre alimentaire…

Arrêtons les régimes

Un « bon » équilibre alimentaire, c'est avant tout un état d'esprit. C'est beaucoup moins contraignant qu'on ne le pense. Quelques pratiques simples y pourvoient… surtout évitons d'en faire tout un plat !

Il faut tout d'abord dépasser certaines idées fausses. Nos modes de pensée nous induisent parfois en erreur dans nos choix alimentaires. Essayons de les démonter…

« Je mange naturel… c'est forcément bon pour la santé ! »

Tout ce qui est naturel n'est pas forcément bénéfique. Pensons à certains champignons comme l'amanite phalloïde. Mais l'eau peut être un super-poison si l'on en boit trop.

« Je mange bio… donc je peux manger autant que je veux… cela ne me fera pas grossir. »

Le bio comporte autant de calories que les autres aliments.

« Le sucre me fait du mal, je n'en mange plus du tout. »

Même diabétique, nous avons besoin de sucre pour fabriquer notre énergie. Il nous en faut une certaine quantité à ne pas dépasser.

« Les graisses augmentent mon cholestérol, je n'en prends plus. »

Certains lipides nous sont indispensables, notamment pour notre cerveau et nos nerfs.

« Ce légume me fait du bien, je vais en manger plus. »

Sur ce plan, ici aussi, tout est affaire d'optimum.

« Le thé vert me fait maigrir. »

Absolument pas ! Inutile d'en boire matin midi et soir pour éliminer nos kilos superflus. Nous perdrons juste un peu d'eau parce qu'il est diurétique… En revanche, une tasse de thé ne contient pas de calorie à moins d'y ajouter du sucre ou du lait. Donc une boisson qui ne nous fera pas prendre un gramme !

D'autre part, les apports caloriques recommandés[1] dépendent du sexe, de l'âge et du niveau d'activité physique. Quelle que soit la quantité de ces calories, on conseille d'apporter 50 à 55 % de l'énergie sous forme de glucides (1 g de glucide = 4 kcal), 30 à 35 % sous forme de lipides (1 g de lipide = 9 kcal) dont 8 % d'acides gras polyinsaturés, et 10 à 15 % sous forme de protéines (1 g de protéines = 4 kcal). Pour nous faire une petite idée, ceci correspond pour un homme adulte[2] plutôt sédentaire (2 100 kcal/jour) à :

— 300 g de glucides (dans le pain, le riz, les pâtes, les pommes de terre et les produits sucrés)

— 70 g de lipides (dans les matières grasses : huile, beurre, aliments gras…)

— 70 g de protéines (dans les œufs, les poissons, les produits laitiers, les viandes, et surtout les légumes secs)

Si nous n'aimons pas compter, pensons qu'il n'y a pas d'aliment « mauvais », il n'y a que de mauvaises habitudes

1. En 1986, un groupe d'experts de la FAO (Food and Agriculture Organization) a défini le besoin en énergie d'un individu comme « la quantité d'énergie nécessaire pour compenser ses dépenses énergétiques et assurer une taille et une composition corporelle compatibles avec le maintien à long terme d'une bonne santé et une activité physique adaptée au contexte économique et social ».

2. Pour une femme sédentaire (1 900 kcal), comptez 10 % en moins.

alimentaires… Il suffit de manger un peu de tout, avec modération et de façon variée, en privilégiant les fruits et les légumes frais et en évitant au maximum les plats préparés trop riches en sucres, sels et/ou graisse.

Pour être performant intellectuellement, pour avoir un bon moral, le cerveau a lui également besoin d'être « bien nourri ». Le cerveau monopolise beaucoup de sucres consommés, plus de 30 %. Dès le petit déjeuner, des sucres « lents » – céréales, biscuits – fournissent le carburant propice au traitement des multiples informations à décoder dans la journée. Au dîner, pâtes, riz ou encore pois cassés, lentilles ou haricots secs doivent venir à la rescousse pour apporter des sucres supplémentaires. Toute la nuit, pendant que le cortex dort, le reste du cerveau trie, classe et stocke les informations de la journée. C'est ainsi qu'on mémorise.

Il faut également des protéines, végétales ou animales. Au moins 80 g par jour, car elles sont difficilement stockées. Le poisson, les œufs, la viande de bœuf, les haricots secs, les lentilles et les produits laitiers – surtout les fromages à pâte cuite –, sont à privilégier[1]. Tous apportent les 20 types d'acides aminés qui construisent en permanence les cellules de notre cerveau. Tous ne sont pas interchangeables et quand l'un vient à manquer, un certain malaise s'installe ou des maux de tête. Pour passer une épreuve intellectuelle, il est toujours bénéfique de forcer sur les protéines. Elles favorisent la production d'acéthylcholine, de dopamine et de noradrénaline, qui mettent en alerte les fonctions mentales.

Si l'abus de graisses dites « saturées » est néfaste, cela ne signifie pas pour autant pas de graisse du tout. Le cerveau

---

1. Les poissons en particulier et les produits de la mer en général sont signes de longue vie. Ils retardent les sénilités. Privilégier le maquereau, les soles, les sardines, de préférence cuits en papillote ou à la vapeur.

en réclame pour son entretien. L'apport en acides gras polyinsaturés, les fameux « oméga 6 » et « oméga 3 », est à privilégier. Ils limitent la tension artérielle et permettent donc un meilleur apport en sang chargé de nutriments. Le passage des influx nerveux est facilité car ces lipides sont constitutifs de la construction de la membrane des cellules nerveuses. Une carence en oméga 3 perturbe l'apprentissage et est à l'origine de nombre de déprimes. Nous les trouvons dans les huiles de noix, d'olive, de colza et dans les germes de blé.

Bien sûr les fruits et légumes frais doivent être au rendez-vous de tout repas. Il est conseillé d'en consommer au moins 500 à 800 g par jour, selon le sexe et la taille ! Leur richesse en vitamines et en sels minéraux ou encore en micro-constituants variés favorise une bonne organisation cellulaire.

Alors qu'est-ce qui est meilleur pour la santé : le porc ou le bar ? Le beurre ou l'huile ? Le vin ou le lait ? Jamais simple à démêler, d'autant plus que certains aliments peuvent être bons pour les uns et nocifs pour les autres : ils comportent tous des propriétés « bonnes » et « mauvaises ». Ce qui est important pour certains organes est ennuyeux pour d'autres. De plus, aucun aliment ne contient tout ce qui nous est nécessaire en protéines, glucides, lipides, vitamines et minéraux.

Plusieurs études remettent d'ailleurs en cause les bienfaits d'aliments qu'on pensait indispensables, comme le lait pour les adultes. La dernière, une étude suédoise, publiée dans la revue médicale britannique *The BMJ*, jette un peu plus le trouble sur cet aliment de base. Les femmes qui consomment trois verres ou plus de lait par jour ont un risque relatif de décès « de 90 % plus élevé » et un risque de fracture de la hanche « de 60 % plus élevé par

rapport à celles qui boivent moins d'un verre par jour »,
atteste le professeur Karl Michaëlsson, principal signataire
de l'étude[1]. Ces derniers résultats pourraient remettre en
cause la validité des recommandations à consommer du lait
pour prévenir les fractures liées à l'ostéoporose – maladie
qui provoque une fragilisation osseuse chez les personnes
âgées !

Il faut en permanence non seulement équilibrer mais en
plus varier notre alimentation. Et d'autant plus la varier
qu'on ignore tout des divers pesticides qui recouvrent les
uns et ou des métaux lourds qui imprègnent les autres.
Même le bio n'est pas de tout repos, ne misons pas tout
sur lui. D'abord parce qu'il est difficile d'être assuré que
c'est vraiment « bio » quand les pommes de terre viennent
d'Égypte, les abricots de Turquie et les baies de Serbie...
De plus, les techniques dites « bio » ne sont pas sans
conséquences : les engrais organiques, notamment s'ils
sont fécaux ou à base d'os ou de sang, ne sont pas exempts
de bactéries. Quant aux pesticides naturels, leur toxicité
peut être aussi forte et aussi mauvaise pour la santé et
l'environnement que les produits de synthèse.

Il y a certes un avantage à consommer des fruits et
des légumes, comme les études le montrent, ainsi que du
poisson, qu'il soit sauvage ou d'élevage[2]. Toutefois, pour
tous, il faudrait faire une analyse « bénéfice-risque » et
donc connaître l'origine et la traçabilité. Difficile dans le
contexte économique actuel, la seule solution raisonnable
est de diversifier au maximum nos aliments pour éviter les
concentrations de produits nocifs.

---

1. Karl Michaëlsson, « Milk intake and risk of mortality and fractures in women
and men : cohort studies », *BMJ* 2014, 349.

2. Par exemple, s'il l'on privilégie le poisson, il faut éviter le brochet, le requin,
l'espadon, le flétan ou le thon qui sont les plus grands vecteurs de métaux lourds.
Situés au haut des chaînes alimentaires, ces poissons concentrent les polluants
contenus dans l'eau de lac ou de mer.

Équilibre ! Équilibre ?...

En matière d'« équilibre des repas » que n'a-t-on pas inventé ? Les diététiciennes ont fabriqué des familles de nutriments, elles ont mis au point des pyramides alimentaires. Difficile de s'y retrouver, surtout qu'en trente ans les recommandations ont varié du tout au tout ! Il y a quelques années, elles disqualifiaient le pain, considéré comme « accessoire » ou « faisant grossir ». Leurs conseils portaient sur les biscottes, aujourd'hui déconseillées, alors qu'actuellement le pain connaît un retour en grâce justifié. Mieux, les nutritionnistes en font un élément clé de l'équilibre nutritionnel : il rééquilibre l'alimentation actuelle, trop riche en graisses cachées et en sucres rapides. Les sardines à l'huile ont eu le même parcours. Proscrites car trop grasses, elles reviennent en force pour leurs graisses insaturées, dont les fameux omégas 3. Ces « bonnes » graisses sont réputées pour prévenir la santé cardiovasculaire. La sardine est également une abondante réserve de vitamine D, indispensable à la fixation du calcium. Elle contient aussi des vitamines A et E dont les vertus antioxydantes sont aujourd'hui largement connues ! Et ce n'est pas tout, elle apporte du calcium, du fer, du magnésium, du phosphore, du cuivre, du zinc et du sélénium.

Le thé est la boisson la plus commune après l'eau, pas en France, mais dans le monde ! En Asie, on en consomme plus de deux litres par jour. Comme je ne bois pas de café, c'est celle que je privilégie. Le thé, nouvel élixir de jouvence ou « boisson miracle » ? En tout cas, de nombreuses vertus bienfaisantes lui sont attribuées[1]. Sa réputation lui

---

1. Wu A.,†, Yu M., Chiu-Chen Tseng, Hankin J., and Pike, M.C., *Int J Cancer*, septembre 2003 ; vol. 106 : p. 574-579.

Chung S. Yang, Xin Wang, Gang Lu, and Picinich S.C., *Nutr Cancer*, 1998 ; vol. 31 : p. 151-159.

vient de ses molécules antioxydantes : les flavonoïdes. Ces dernières protègent les parois des artères et donc diminuent les risques cardiovasculaires, AVC compris. Plusieurs études semblent indiquer également un rôle protecteur du thé contre certains cancers et un ralentissement de l'évolution de certaines maladies telles que Parkinson.

Le chocolat est également un de mes favoris en matière de plaisir santé ! Ses vertus pour la santé sont très diverses et ont fait l'objet de nombreuses études scientifiques[1]. Grâce à ses antioxydants, le chocolat a une action préventive contre les maladies cardiovasculaires et le vieillissement cellulaire. De plus, il contient des éléments « euphorisants », ayant une action « anti-déprime » et les effets conjoints du magnésium et du sucre qu'il contient permettent un regain de dynamisme. Bien sûr, la consommation doit rester régulière et modérée pour apporter ses bienfaits. Deux carrés par repas maximum. Tout est dans l'art de déguster par tout petits bouts pour sentir toutes ses flaveurs !

Donc, ne nous compliquons pas la vie, aucun aliment n'est à proscrire complètement dans un régime alimentaire normal. Pour l'équilibre alimentaire comme pour le plaisir

---

Santana-Rios G., Orner G. A., Xu M., Izquierdo-Pulido M., and Dashwood R.H., *N Engl J Med*, mars 2001 ; vol. 344 : p. 632-636.

Voir également Scalbert A. « Thé, Polyphénols antioxydants et prévention des maladies cardiovasculaires », *Medec*, 2002.

1. Keen C.L. « Chocolate : food as medicine/medicine as food ». *J Am Coll Nutr* 2001 October ; 20 (5 Suppl) : 436S-9S.

Lee K.W., Kim Y.J., Lee H.J., Lee C.Y. « Cocoa has more phenolic phytochemicals and a higher antioxidant capacity than teas and red wine ». *J Agric Food Chem* 2003 December 3 ; 51 (25) : 7292-5.

Fisher N.D., Hollenberg N.K. « Flavanols for cardiovascular health : the science behind the sweetness ». *J Hypertens* 2005 August ; 23 (8) : 1453-9.

Steinberg F.M., Bearden M.M., Keen C.L. « Cocoa and chocolate flavonoids : implications for cardiovascular health ». *J Am Diet Assoc* 2003 February ; 103 (2) : 215-23.

Ding E.L., Hutfless S.M., Ding X., Girotra S. « Chocolate and prevention of cardiovascular disease : a systematic review ». *Nutr Metab* (Lond) 2006 ; 3 : 2.

de manger, il faut prendre chaque jour un peu de tout, quelques repères suffisent (voir ci-dessous) :

8 repères conseillés

Comment s'y retrouver dans cette cacophonie alimentaire, où des supposés « experts » s'arrogent le droit, tels nos ayatollahs, de lancer des fatwas contre des aliments qui, souvent, depuis l'origine des temps, font partie intégrante de notre culture alimentaire ?
Ras le bol de tous ces régimes ! Chacun a sa panacée... Au mieux, la méthode marche pour celui qui l'a créé... Pas de régime alimentaire compliqué, juste un peu d'attention à ce que nous mettons dans notre assiette et du bon sens. Le programme national nutrition santé[1] propose 8 repères pour un bon équilibre alimentaire en plus de celui dédié à l'activité physique :
— les fruits et légumes : au moins 5 par jour
— les produits laitiers : 3 par jour (3 ou 4 pour les enfants ou les adolescents)
— les féculents à chaque repas et selon l'appétit
— viande, poisson, œuf : 1 à 2 fois par jour
— matières grasses : à limiter
— produits sucrés : à limiter
— sel : à limiter
— eau : à volonté pendant et entre les repas

Changeons nos pratiques alimentaires

Surtout, il faut faire attention à quelques pratiques per-nicieuses, souvent favorisées par la pub et les médias. En France, nous consommons en moyenne trop d'aliments

---

1. http://www.mangerbouger.fr/pnns/pnns-2011-2015.html

gras et riches en protéines, trop de sucres rapides et pas assez de produits riches en sucres lents, les féculents, et pas assez de légumes et de fruits crus... Cette malbouffe est surtout due à la pratique des fast-foods à l'extérieur et des plats préparés ou à la mode des pizzas à la maison. Autant de plats qui contiennent en permanence trop de graisses et de sucres cachés et trop de sel pour des raisons économiques. Par facilité, on perd l'habitude de cuisiner, on achète au plus rapide ou sous la pression des enfants qui eux sont sous influence des pubs... En peu d'années, l'obésité est devenue une épidémie dans de nombreux pays.

Heureusement, la situation risque de changer. Les émissions culinaires commencent à redonner goût à la cuisine et de petits restaurants prennent place dans les villes avec une cuisine plus saine.

Cuisiner au quotidien !

Pour nombre de personnes, cuisiner au quotidien est une vraie corvée ! Pour d'autres, dont je suis, c'est un vrai plaisir... Je n'achète jamais de plats préparés, même seul, je m'installe toujours pour prendre le temps de manger. Mais pour moi, cuisiner ne veut pas dire passer des heures à réaliser quelques recettes longues et compliquées.

Quelques bonnes idées me suffisent pour réaliser rapidement et sans trop d'efforts des repas économiques, équilibrés et très savoureux ! N'hésitons pas à faire des préparations simples, rapides, la plupart du temps sans cuisson :

— les salades : composons-les à base de tomates, de féculents (maïs) et de poisson (thon, sardine à l'huile), aromatisées par du basilic, du romarin ou du thym. Inventons un mélange, des saveurs qui associent plusieurs familles d'aliments : glucides, lipides, protéines avec des oligoéléments.

— les assiettes mixtes : réalisons-les nous-mêmes en un clin d'œil, un plat complet avec, par exemple, une tranche de jambon ou du blanc de poulet, du maïs, quelques champignons à l'huile, un petit morceau de fromage, du pain. Nous pouvons l'accompagner d'un yaourt ou d'un riz au lait, d'une petite salade de fruits constituée d'une moitié de pomme-banane-poire arrosée d'un jus d'une demi-orange ou éventuellement avec une tranche de melon et un quart de bol de fruits secs (raisins, noisette, amande, noix de cajou…).

Pour cuisiner facile, pensons aux :

— tartines (*bruschetta* en italien) : il est facile d'en préparer avec une tartine de pain grillée frottée d'ail, arrosée d'huile d'olive et garnie de petits morceaux de tomates, assaisonnée de basilic. Pour varier, nous pouvons ajouter du jambon cru ou du saumon, un peu de mozzarella ou du fromage de chèvre, des aubergines ou des courgettes, avec quelques herbes aromatiques. Froides ou gratinées au four, elles sont délicieuses accompagnées d'une salade mêlée (mesclun). Pas la peine de commander une pizza, le temps de téléphoner, notre tartine est prête !

— papillotes : avec du papier de cuisson, enveloppons une sardine, un anchois, un rouget, un bar ou un filet de sole, de sar selon nos envies et notre goût et mettons au four 15 minutes (moins au micro-ondes). Pour varier les plaisirs, elles peuvent être assaisonnées selon nos désirs et/ou accompagnées de légumes finement coupés. L'enfance de l'art du gastronome qui ne veut pas se compliquer la vie ! Nous pouvons faire de même avec des morceaux de viande, de blanc de poulet ou de canard.

— marinades : achetons des filets d'anchois, de saumon, de morue (coupés en dés) frais ou des coquilles Saint-Jacques (découpées en carpaccio). Versons un jus de citron, un peu de sel et de poivre, éventuellement de l'huile d'olive et laissons mariner une nuit au frigidaire. Plus rapide, le steak tartare, si nous avons un mixer pour hacher rapidement un morceau de steak.

Pour ceux qui veulent prendre le temps de cuisiner pour se relaxer, parce que pendant qu'on prépare, on peut continuer à penser. Combien d'idées me sont venues en cuisinant plutôt que de rester rivé sur mon ordinateur !

On trouve les pâtes fraîches et du riz à cuisson rapide. Il existe aussi de la semoule de maïs à plonger directement dans l'eau bouillante « cuisson express ». Entre 3 et 5 minutes, on prépare un féculent prêt à consommer. Pour se régaler, il suffit d'y ajouter un peu d'huile d'olive et de fromage ou de la pulpe de tomate. Tous ces féculents s'accommodent fort bien de ce que nous avons en réserve : thon en boîte, jambon blanc ou saumon congelé. Des petits morceaux et un peu de crème fraîche ajoutés aux pâtes constituent un plat complet et savoureux ! Les œufs sont également très faciles à cuisiner : à la coque (3 min), au plat (4-5 min), en omelette (5 min), durs (10 min). On peut ajouter du jambon, de la poitrine fumée pour le goût.

En moins de 5 minutes, nous pouvons encore préparer :
— coppa à la roquette
— purée de pommes de terre, de courgettes ou de courge
— jambon de Bayonne, mozzarella, melon
— omelette de champignon
— tartare de thon
— brochettes des îles sole et Saint-Jacques
— champignons de Paris à la tomate et au tofu
— tajine œufs, courgettes et raisins aux quatre épices[1]

Pourquoi ne pas utiliser le four à micro-ondes ? Internet regorge de mises en garde alarmantes sur le péril que

---

1. Des recettes rapides se trouvent sur le site Art Côte d'Azur/cuisine/giordan

cet appareil culinaire fait courir aux consommateurs. Les études récentes démontrent son innocuité, du moins si on ne reste pas planté à le regarder de près ! Et cela encore, pour les anciens… Comme je ne suis pas intégriste, j'utilise cet appareil et pas seulement pour le réchauffage ou la décongélation. Je fais cuire des aliments en un temps limité, tout dépend de la quantité. Certains se prêtent bien à ce mode de cuisson : les poissons, les blancs de poulet, le porc, les légumes ou les fruits.

Voici mes préparations simples :

— les flans salés ou sucrés : mélangeons 3 œufs, un peu de lait, éventuellement du yaourt ou de la crème fraîche, des filets de poisson et quelques légumes. Versons le mélange dans un plat en pyrex. Laissons cuire 10 minutes et c'est… bon ! Faisons de même pour des desserts en mettant du caramel, du chocolat, du citron ou de la vanille, et pourquoi pas des groseilles, des myrtilles ou des mûres.

— les fruits cuits : pour accompagner une viande ou du boudin ou encore en dessert, flambés avec un peu d'alcool. Nous pouvons préparer des pommes, des bananes flambées ou des salades de fruits cuits en 5 minutes pour quatre !

Bien entendu, il faut éviter de trop manger, surtout du fromage ou de la charcuterie, de trop saler les nourritures, d'étaler trop de beurre et de mettre beaucoup de sauces sur nos aliments. Pour ne pas boucher nos artères et garder notre tour de taille sous contrôle. Mais à l'inverse, prenons également conscience de nos manques. Selon une récente étude américaine[1], les sept nutriments les plus négligés (moyenne internationale) sont (du plus carencé au moins carencé) : potassium, fibres alimentaires, vitamine E,

---

1. U.S. Department of Agriculture, 2005. www.ars.usda.gov/foodsurvey

calcium, magnésium, vitamine A, vitamine C. Ces 7 nutriments sont désormais à mettre au menu.

Les 7 à ne plus oublier

— Potassium. Il régule la pression artérielle et facilite la transmission nerveuse.
Pour combler la carence, mangeons les aliments suivants : agrumes, melons, bananes, haricots de Lima, pomme de terre, épinards, etc.
— Fibres alimentaires. Les fibres facilitent la digestion, abaissent le cholestérol, diminuent le risque du cancer du côlon et apportent la satiété.
Mangeons : légumes, salades, haricots, fruits, flocons d'avoine, riz complet, céréales.
— Vitamine E. Cette vitamine renforce le système immunitaire et agit comme antioxydant pour réduire les risques de maladies cardiaques et de cancer.
Mangeons de l'huile d'olive, avocats, noix, etc.
— Calcium. Le calcium solidifie les os et facilite les mouvements. Il devient particulièrement important en vieillissant.
Mangeons des produits laitiers (lait, yaourt, fromage, etc.), amandes, etc.
— Magnésium. Le magnésium est indispensable pour entretenir la santé des os et des muscles.
Mangeons des épinards, noix du Brésil, graines, poissons, etc.
— Vitamine A. La vitamine A est utile pour la santé de la peau, des yeux et du système immunitaire.
Mangeons des fruits et légumes (carottes, courges, melons, mangues, etc.), etc.
— Vitamine C. La vitamine C facilite l'activité, elle est bonne pour le système immunitaire, la cicatrisation de la plaie et la santé de la peau.
Mangeons des agrumes, poivrons, kiwis, fraises, framboises, etc.

Manger ou boire

Manger ou boire ? Les deux bien sûr, l'un n'empêche pas l'autre ! Mais boire surtout de l'eau du robinet, mais pas n'importe comment. L'eau est présente partout dans le corps, elle constitue les deux tiers de notre organisme. Même le cerveau, contrairement à ce que l'on pense, est très riche en eau. La matière corticale, celle qui nous permet de penser, en contient 82 % ! On pense à… l'eau ! Ce qui veut dire qu'il faut en boire. Mais pas autant que les publicités le proclament. Arrêtons de nous promener en permanence avec notre bouteille d'eau.

Attention aux mictions, en d'autres termes aux « pipis » trop fréquents ! Ce sont des pertes considérables en sels minéraux et oligoéléments ; autres sources de revenus pour l'industrie pharmaceutique qui vend par là, avec force battages dans les magazines, des alicaments ou autres compléments alimentaires alors qu'on peut facilement les trouver dans les aliments habituels. Ah ! si déjà nous apprenions à mirer les urines comme au XVII siècle pour voir si elles sont trop concentrées ou trop claires ; et par là boire en conséquence. Ni trop peu, ni trop, juste pour que nos urines se soient pas trop foncées !

Un verre de vin est souvent décrié en matière de santé. Il est vrai que le vin en particulier et l'alcool en général posent de gros problèmes. La colonne de gauche en atteste tristement (voir page suivante). Toutefois un verre de vin par repas est un médicament ! Il diminue les accidents cardiovasculaires et les risques de cancer. Il a des propriétés antioxydantes et améliore la vue grâce à ses tannins. Surtout il favorise la convivialité car il est doucement euphorisant.

Ce n'est pas parce qu'un verre est salutaire qu'il faut en prendre plus ! Tout est affaire d'optimum une fois encore, les dangers arrivent au troisième verre…

Un verre de vin est un médicament

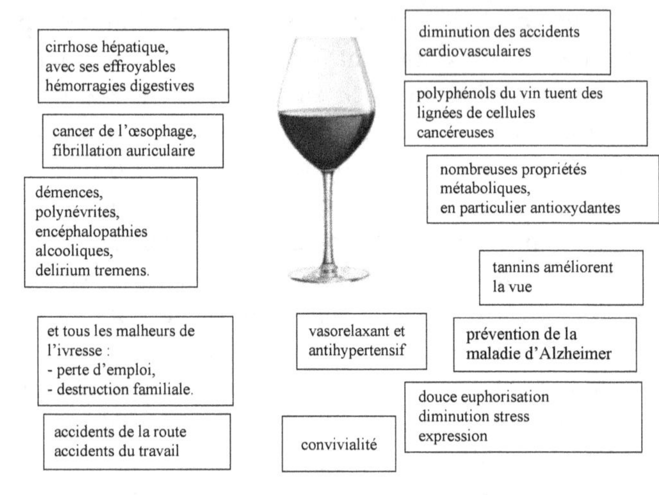

**Avantages (à droite) et inconvénients (à gauche) d'un verre
de vin rouge.**

En matière de boissons, un autre réflexe de santé est de faire attention aux divers sodas. Aujourd'hui ces derniers sont partout dans notre quotidien. Ils sont consommés pendant et entre les repas, plus particulièrement par les enfants, adolescents et jeunes adultes. Ils ont tendance à remplacer l'eau, à tort ; c'est un facteur important de prise de poids. Tous les sodas sont très riches en sucres, à l'exception des versions « light » qui comportent des édulcorants qui ne sont pas non plus sans poser problème. Un verre de soda (20 cl) contient environ 5 morceaux de sucre (20 g de sucre). En d'autres termes, ce simple verre contient la moitié des apports journaliers recommandés en sucre pour un adolescent. Et en général, il ne se limite pas à un seul verre[1] ! Ainsi, la consommation des sodas et boissons sucrées doit rester occasionnelle, pour les petits comme pour les grands !

Perdu ?

Quand nous nous perdons au milieu de cette surenchère de recommandations proposées par les nutritionnistes, il nous reste encore une « bonne » piste – je m'y fie souvent – celle d'écouter notre corps. Mon corps me « parle » en permanence, il m'envoie des signaux, des ressentis (voir chapitre 8). Il suffit de l'entendre... En fonction de ses besoins du moment, il réclame plutôt tel aliment que tel autre. Les animaux dans la nature y sont spontanément à l'écoute et ils ont manifestement moins de problèmes alimentaires, que ce soit en quantité qu'en qualité. Tous les individus d'une espèce ont pratiquement le même équilibre staturo-pondéral. On ne rencontre ni de trop maigres, ni de trop gros, en situation normale, contrairement à ce qui se passe désormais dans l'espèce humaine.

Nous devrions réapprendre à écouter les ressentis provenant de notre corps. Ils nous donnent de bonnes informations sur ce qu'il faut manger et ce qu'il faut éviter. Libérons-nous de nos tentations culturelles qui nous poussent à manger plus que de raison ou encore à grignoter en permanence. Devant un buffet, quand nous sommes invités pour une inauguration, une remise de médaille, arrêtons de choisir ce que nous savons mauvais pour notre santé, au point de rejeter les aliments les plus sains. Conséquences,

---

1. Les sodas et autres boissons énergisantes contiennent des quantités importantes de caféine ou de quinine (30 mg pour 33 cl de soda au cola, 100 mg pour 33 cl de boisson énergisante). Ces deux molécules sont connues pour être des stimulants, un excès peut entraîner des troubles du sommeil et surtout du comportement.

nous détruisons nos dents à force de sucreries ou notre foie à force d'alcool !

Paradoxalement, mais tout est paradoxe dans le corps humain, n'oublions pas de rester gourmand, du moins quelques fois dans l'année, c'est bon pour le cerveau ! Un, parce qu'un plaisir est toujours bon à prendre. Et deux, parce qu'à trop vouloir se restreindre, on finit toujours par craquer !

Prenons le temps de déguster

Les aliments ne nous apportent pas seulement de l'énergie et de la matière pour renouveler nos organes. Ils concourent à la convivialité, au partage et singulière-ment apportent du… plaisir. Prenons le temps de goûter… Manger doit d'abord faire partie de cet art de vivre. Quand ce n'est pas le cas, souvent les ennuis commencent. Nos meilleurs alliés sont notre bouche et notre nez. À eux seuls, ils peuvent grandement nous accompagner. Comment ? En dégustant ! Prenons le temps d'apprécier, nous atteindrons plus rapidement la satisfaction.

Humons l'aliment avant de le mettre en bouche comme nous ferions pour un bon vin. Notre nez nous renseigne sur les qualités du produit, il nous permet d'anticiper le plaisir que nous aurons à manger. Saisissons maintenant une bouchée, petite de préférence ; trop de nourriture en bouche nous empêche de la malaxer avec nos dents, notre langue et de la ressentir sur notre palais. Prenons le temps pour en extraire le maximum d'informations. Est-il cra-quant, croustillant, rugueux, grumeleux, lisse ou gluant ? Que ressentons-nous sur la langue ? Combien de saveurs arrivons-nous à distinguer ? Prenons le temps d'apprécier l'intérieur de la pomme de terre frite tout autant que le croustillant de sa surface. Laissons la nourriture quelques temps en bouche pour sentir ses transformations, puis avalons et expirons lentement pour repérer alors les flaveurs, ses sensations que nous donne l'arrière-nez.

Choisissons avec soin ce que nous mangeons. L'aliment ingéré va devenir notre chair et notre cerveau : ce n'est pas rien ! Le poulet, les frites et la salade que nous consommons seront au bout de quelques minutes des éléments de notre cerveau. Quelques heures plus tard, ils constitueront notre peau qui se renouvelle en permanence ou nos muscles. Soignons la présentation des plats, l'ambiance générale et le cadre du repas, autant d'éléments qui donnent à notre nourriture un œil favorable.

Le régime niçois

Je ne peux terminer ce chapitre sans ajouter une note très personnelle tant j'accorde de l'importance à la culture culinaire. Signalons au passage que la télévision sur ce plan joue un rôle favorable à travers ses multiples émissions de cuisine qui incitent au « fait maison ». Elle compense en partie les malheureuses publicités qui impactent nos enfants et les dirigent vers les fast-foods ou les préparations trop sucrées, bourrées de graisses.

Personnellement, de par mes origines, j'aimerais partager les qualités de la cuisine niçoise. Peu connue encore, elle possède d'innombrables qualités à l'égal – si ce n'est plus – des « bienfaits du régime crétois ». Depuis les années 1950 et une célèbre étude datant de 1956[1], on parle des bénéfices de ce régime. Les indigènes de cette île méditerranéenne jouissent d'une excellente espérance de

---

1. Keys A. (Ed), *Seven Countries : A multivariate analysis of death and coronary heart disease.* Harvard University Press, Cambridge, Massachusetts, 1980.

vie, en plus de présenter un taux de maladies cardiaques très faible, malgré un apport alimentaire élevé en matières grasses et un système de soins plutôt rudimentaire. Depuis, la popularité de cette alimentation méditerranéenne s'est répandue et nombre d'études scientifiques continuent de prouver son efficacité. Elles montrent désormais une réduction du risque de cancer.

Mais pas la peine d'aller si loin, la cuisine niçoise que je pratique présente de grandes similitudes avec ce régime :

— un apport de calories raisonnable : de 1 800 à 2 500 calories par jour ;

— un apport abondant de légumes et de fruits, mangés souvent crus ;

— de l'ail, des oignons, des aromates locaux (thym, romarin, laurier sauce, origan...) ;

— de l'huile d'olive comme corps gras ;

— une consommation quotidienne de légumineuses, de noix et de graines, de yaourt et de fromage ;

— un verre de vin rouge par repas et quelques verres d'eau en fonction de la température mais sans plus ;

— des produits céréaliers (pâtes, riz, polenta...) ;

— une consommation de poisson plusieurs fois par semaine ;

— une consommation très limitée de viande rouge et d'aliments sucrés (quelques fois par semaine) ;

— une tisane régulière.

Les « plus » du régime niçois, selon les diététiciennes, sont dus à l'apport élevé en acides gras mono-insaturés provenant de l'huile d'olive et à l'apport faible en acides gras saturés. Un taux réduit en acides gras mono-insaturés diminue le cholestérol total et le dit « mauvais » cholestérol (LDL), tout en augmentant le « bon » cholestérol (HDL). De plus, la présence de fruits et de légumes crus procure une excellente source d'antioxydants.

La salade niçoise est à ce propos le plat « princept » quand on la réalise dans les règles de l'art[1]. Elle est facile à préparer, elle est totalement équilibrée et très diététique si on l'accompagne d'un morceau de pain ! Je ne peux m'empêcher de proposer la recette exacte tant on la trouve galvaudée dans nombre de restaurants !

Pour l'authentique salade niçoise !

Mon marché (pour 4 personnes)
— 4 tomates de préférence Marmande (éventuellement Roma allongées ou un beau Cœur de bœuf)
— 30 à 40 g de salades vertes (de préférence « mesclun » qui veut dire mélangées, surtout pas de laitue : de la mâche, de la roquette, de la chicorée, de la trévise, de la scarole, de la feuille de chêne, du pissenlit, des jeunes pousses d'épinard, du pourpier, au moins 5 d'entre elles)
— 4 radis
— 1 cébette (petit oignon)
— 2 poivrons doux (de préférence petits)
— 1 petit artichaut violet cru
— une toute petite branche de céleri
— 4 gousses de févettes
— 2 œufs (à faire durs)
— 2 filets d'anchois salés mais rincés
— 10 olives noires (pas de grecques ! les petites de Nice ou de Nyons)
— 8 feuilles de basilic
— 3 cuillères à soupe d'huile d'olive
— une gousse d'ail
— sel, poivre (surtout pas de vinaigre)

---

1. Pour en savoir plus : de la Peppa G., Maria J. *La cuisine niçoise à la carte*, Ovadia, 2014.

Mon matériel
1 grand plat plat
1 planche à découper
1 couteau qui coupe vraiment !

Ma préparation
Je fais bouillir les œufs pendant 8 minutes. Je lave tous les légumes et je nettoie les radis en gardant leurs feuilles tendres. J'écosse les févettes. Je coupe le haut de l'artichaut et j'enlève les feuilles de la périphérie. Je rince les anchois. La salade ne se fait pas dans un bol mais elle se dresse par couches successives dans un plat plat ! Je commence par bien ailler le plat.
Je coupe les tomates en fines lamelles que je dispose au fond d'un plat large. > couche 1
Je dispose par-dessus la variété de salades vertes, tranchées en lanières irrégulières. > couche 2
Je coupe les poivrons et l'oignon en lanières ainsi que l'artichaut violet et je les mets par-dessus. J'ajoute éventuellement les jeunes févettes et des morceaux de céleri coupés très fins. > couche 3
Toujours par-dessus, je mets des morceaux d'anchois et les œufs durs coupés en rondelles. Enfin dans les interstices, j'ajoute de petites olives noires et fermes, « de Nice » évidemment. > couche 4
Je saupoudre de feuilles de basilic frais, coupées en lanières. > couche 5
Je sale et poivre le tout délicatement, puis je verse les cuillères à soupe d'huile d'olive vierge, première pression à froid.

Une salade niçoise ne se réalise pas n'importe comment ! La recette présentée ci-dessus est celle de mon arrière-grand-mère Françoise Mélissano qu'elle avait apprise à la fin du XIXe siècle quand elle était cuisinière de vieilles familles niçoises. Elle m'a été transmise dans mon enfance par ma grand-mère Angèle Mélissano. Le premier coup de couteau pour trancher la tomate par exemple se porte dans la direction pétiole-pistil afin de la couper en 2. Les suivants sont perpendiculaires à ce premier plan de coupe. De même, il est hors de question de verser des quartiers de tomate dans un saladier ou encore dans une coupe comme on le voit trop fréquemment. Les tranches doivent être disposées en décoration régulière depuis la périphérie jusqu'au centre. On maintient de cette manière une certaine consistance, très appréciée en bouche. Au préalable, on frotte le saladier avec une gousse d'ail. On ne verse jamais de vinaigre, car la subtile acidité est déjà fournie par les tomates. On utilise parfois du thon émietté en lieu et place des anchois. Jamais les deux ensemble ! Nous pouvons installer les ingrédients dans la partie inférieure d'un pain rond (à croûte pas trop épaisse), nous obtiendrons ainsi le vrai Pan Bagnat. N'oublions pas de frotter l'intérieur du pain avec de l'ail (selon votre goût) et de bien imbiber les deux parties du pain avec une tomate bien mûre coupée en deux et de l'huile d'olive.

J'ai la chance d'avoir un coin de terre. Et dans ce cas, nous pouvons cultiver nos propres légumes. Il n'y a rien de mieux pour ma nourriture, mais également pour les multiples activités que je peux y faire… Il est très facile de cultiver quelques légumes à partir de son propre compost. Nous utilisons même cette pratique à l'hôpital de Genève dans le cadre de l'éducation thérapeutique du patient. Cultiver est un moment favorable à la fois pour déstresser et pour parler de soi avec un début de recul.

Si ce n'est pas le cas, il est toujours possible de cultiver sur son balcon ou sur sa fenêtre. Quand je suis à Paris pour le travail, je fais pousser des tomates, des courgettes, notamment pour leurs fleurs que l'on peut préparer en beignet, des salades (en particulier la roquette qui résiste bien), et même des fraises et des framboises, sans oublier les herbes aromatiques (laurier, romarin, thym, menthe, estragon…). Les oliviers et les citronniers s'y plaisent très bien si on veille un peu sur eux les jours de grand froid.

Et puis, il reste encore la pratique des jardins ouvriers. Plusieurs de mes ami(e)s en ont mis en place en ville, en « colonisant » des espaces, des cours ou encore des pentes de voies ferrées. Cette pratique en plein développement est à favoriser, tout comme les jardins collectifs, également appelés « jardins communautaires » ou « jardins partagés » où pour un prix faible et quelques services, on peut récolter un panier de légumes par semaine. Les jardins collectifs sont également des lieux au sein desquels les personnes ont la possibilité de partager des valeurs, « la solidarité, la convivialité, la tolérance ou encore la bonne entente ». Ces lieux sont souvent le point de départ d'initiatives favorisant la cohésion sociale (organisation de fête, de tables d'hôtes…).

La santé, le soin de soi et la sérénité « passent » d'abord par la nourriture. Arrêtons les régimes qui finissent par nous faire grossir. Ne mangeons pas n'importe quoi, ni n'importe comment ! Attention seulement aux sucres, au sel, aux graisses cachées et au grignotage…
Notre solution n'est pas seulement dans la diététique, le bio ou le slow-food. Pour commencer, il faut prendre le temps de choisir nos aliments frais, de les cuisiner et de les déguster.

3. Du sexe, du sexe…
Oui ! pour notre santé !

> *« Le cœur d'un homme a toujours l'âge*
> *de son sexe. »*
> *Physiologie de l'amour moderne,*
> PAUL BOURGET

Ne disait-on pas au siècle dernier que « l'amour guérit bien des maux » ? Formidable si l'on est amoureux et que cet amour est… partagé. En attendant, et si on proclamait tout haut : « Les câlins, les caresses, les cajoleries (au choix), c'est la santé » ! Une telle affirmation n'est ni un gag, ni une provocation. La santé par le sexe fait partie officiellement et le plus sérieusement du monde des recommandations de la très raisonnable Organisation mondiale de la santé[1].

« La santé sexuelle est un état de bien-être physique, émotionnel, mental et social associé à la sexualité. Elle

---

1. OMS, 2002, *Les Droits sexuels et devoirs : « un comportement sexuel responsable »*, OMS.

ne consiste pas uniquement en l'absence de maladie, de dysfonction ou d'infirmité. La santé sexuelle a besoin d'une approche positive et respectueuse de la sexualité et des relations sexuelles, et la possibilité d'avoir des expériences sexuelles qui apportent du plaisir en toute sécurité et sans contraintes, discrimination ou violence. Afin d'atteindre et de maintenir la santé sexuelle, les droits sexuels de toutes les personnes doivent être respectés, protégés et assurés. »

À la suite, il est encore ajouté, pour ceux qui en douteraient :

« La sexualité est un aspect central de la personne humaine tout au long de la vie et comprend le sexe biologique, l'identité et le rôle sexuel, l'orientation sexuelle, l'érotisme, le plaisir, l'intimité et la reproduction. La sexualité est vécue sous forme de pensées, de fantasmes, de désirs, de croyances, d'attitudes, de valeurs, de comportements, de pratiques, de rôles et de relations. Alors que la sexualité peut inclure toutes ces dimensions, ces dernières ne sont pas toujours vécues ou exprimées simultanément.

La sexualité est influencée par des facteurs biologiques, psychologiques, sociaux, économiques, politiques, culturels, éthiques, juridiques, historiques, religieux et spirituels[1]. »

Toutefois pas facile dans notre société d'avoir une vie sexuelle épanouie. L'amour n'est pas toujours dans le pré ! Encore moins dans les HLM de banlieue… Au-delà des pages langoureuses des magazines, beaucoup de misère

---

1. WHO, convened international technical consultation on sexual health, 2002.

sexuelle est présente autour de nous. Et le développement de la pornographie sur Internet la renforce, en mécanisant l'acte sexuel et en faussant la relation à l'autre. Seuls les gays et les bobos s'en sortent sans trop de dommage, et encore… Difficile de faire des rencontres, beaucoup de personnes, notamment chez les jeunes et les plus vieux d'entre nous, vivent dans la plus stricte solitude.

Comment convaincre que la sexualité fait partie des fondamentaux de notre santé et de notre bien-être et surtout comment y trouver son compte, en fonction de nos vies et de nos valeurs ? L'image de l'acte sexuel reste toujours très connotée « sale » dans un cadre très moralisateur, dès que l'on creuse un peu les représentations de nos contemporains. Et combien de tabous, de non-dits, de cachoteries escortent inlassablement ces pratiques ! Ajoutons à ce triste décor que nombre de médecins ne sont pas préparés à aborder ces questions…

Les bienfaits d'une sexualité épanouie

En matière de capital santé, il est devenu classique d'entendre qu'il faut manger sainement et équilibré, se reposer pour ne pas trop stresser et pratiquer régulièrement une activité sportive d'intensité moyenne (voir chapitres 1 et 2), qu'il ne faut pas fumer et qu'il faut boire raisonnablement. Seules quelques rares publications grand public associent sainement sexe et santé !

Cependant, pour quelques praticiens et chercheurs en santé, le sexe n'est plus un sujet tabou ; il est un véritable projet d'études pour éviter les pathologies, tout en favorisant le bien-vivre. Et chaque année, de nouveaux bienfaits sont mis au jour par des recherches sérieuses. Attention seulement au surdosage ! Toutefois, il ne faut pas cantonner le sexe à la seule agitation des organes sexuels. Il y a bien des idées fausses à chasser de nos têtes !

Quand on pense au sexe actuellement, on songe trop rapidement, comme nous l'évoquions plus haut, aux films pornos avec toutes leurs déviances. La société de consommation en a fait un mythe commercial, elle le montre jusqu'à la nausée, sans favoriser la rencontre, et singulièrement sans vanter les vertus bénéfiques d'une rencontre sensorielle. Parce qu'avant tout la sexualité est affaire de sensations, on peut éventuellement y placer des sentiments ou de l'affect. Quoique, dans un premier temps, il est sans doute nécessaire de s'en abstenir pour éviter les graves dommages collatéraux d'un « grand amour » qui ne peut durer que trois jours ou parfois au mieux... trois ans ! Notre société a beaucoup à s'interroger sur ce plan...

Dans les premiers travaux sur la sexualité, l'accent fut d'abord mis sur l'insatisfaction sexuelle ou l'abstinence et les pathologies qui en résultent. Nos désirs sexuels, mais aussi affectifs, inassouvis, malmenés ou décalés par rapport à nos valeurs peuvent provoquer sur notre corps de nombreux maux, au même titre qu'ils aggravent d'autres pathologies. Cela fut surtout constaté dans nombre de maladies cardiovasculaires, digestives, voire dans l'émergence de certains cancers. Au quotidien, ce sont surtout les bobos qui se trouvent favorisés par cette frustration : rhume, maux de dos, problèmes de peau ou d'obésité ou cas beaucoup plus graves, comme certaines dépressions.

A contrario, une vie sexuelle épanouie, au moins satisfaisante et pratiquée régulièrement sans trop « se prendre la tête », est bénéfique à notre santé tant physique que psychique. Tout d'abord, la pratique du sexe stimule avec bonheur la circulation sanguine. Durant « l'exercice », surtout s'il est très progressif et sur une certaine durée, le sang circule mieux et alimente parfaitement les organes vitaux : cœur, artères, foie, reins... Des scientifiques britanniques l'ont découvert en suivant 914 hommes pendant vingt ans ! Les résultats de l'étude parus dans le *Journal of Epidemiology and Community Health* expliquent que les hommes qui font l'amour au moins deux fois par semaine diminuent de moitié le risque d'attaque cardiaque par rapport à ceux qui font l'amour moins d'une fois par mois. D'autres chercheurs ont même enchéri en observant que les risques cardiaques diminuent quand la fréquence des relations sexuelles augmente[1]. Véritable effort physique, l'acte sexuel « débarrasse » des toxines liées au fonctionnement habituel. Il active la circulation veineuse et muscle le cœur. Faire l'amour, c'est ainsi un excellent exercice pour le muscle cardiaque qui a besoin de travailler pour bien se porter[2]. La capacité respiratoire s'en ressent également en devenant plus ample et plus calme.

Une pratique sexuelle répétée – au moins 3 fois par semaine – permettrait par ailleurs de réduire de 15 % le risque de développer un cancer de la prostate[3], ce premier cancer masculin qui touche 40 000 hommes par an en France. Les femmes bénéficient également d'une activité sexuelle épanouie. Les caresses ont en effet un rôle protecteur sur le sein. La stimulation de leurs mamelons libère une hormone appelée ocytocine, bénéfique sur cet organe[4].

On reconnaît encore son rôle bienfaisant contre le stress. C'est alors tout le système nerveux sympathique et

---

1. S. Ebrahim, M. May, Y. Ben Shlomo, P. McCarron, S. Frankel, J. Yarnell, G. Davey Smith, « Sexual intercourse and risk of ischaemic stroke and coronary heart disease : the Caerphilly study », *Epidemiol Community Health*, 2002 ; 56 : 99-102.

2. Attention cependant, une activité sexuelle peut être contre-indiquée en cas de graves maladies cardiovasculaires. Ce qui n'exclut pas la tendresse et la volupté.

3. Leitzmann M.F., Platz E.A., Stampfer M.J., Willett W.C., Giovannucci E., « High Ejaculation Frequency May Be Linked To A Decreased Risk Of Prostate Cancer », *Journal Of The American Medical Association*, 2004 ; 291 : 1578-1586.

4. Murrell T.G., « The potential for oxytocin (OT) to prevent breast cancer : a hypothesis », *Breast Cancer Res Treat*, 1995, Aug ; 35 (2) : 225-9.

parasympathique, celui qui régule notre organisme, qui se trouve renforcé. Notre corps est mieux à même d'affronter les agressions extérieures, notamment les attaques microbiennes, une vraie invitation « à faire » en prévision des rhumes ou des gastros !

Mais le plus important n'est pas là... Une activité sexuelle satisfaisante est salutaire en premier pour le cerveau. Pour les chercheurs de la Princeton University, une activité sexuelle régulière augmente les connexions entre les neurones. De plus, aucune autre activité ne déclenche autant de sécrétions d'hormones vitales que le sexe. C'est une pluie de neurotransmetteurs comme la dopamine, la sérotonine, l'ocytocine, la vasopressine dans la boite crânienne ; le taux de testostérone dans le sang, y compris pour les femmes, est renforcé. Faire l'amour rend donc de bonne humeur et active la pensée, la mémoire et d'une manière générale les capacités d'apprentissage. Et par-dessus tout, il y a production de la très célèbre mélatonine, l'hormone du rajeunissement et de longévité. Inutile de consommer ces produits au prix fort quand on peut les fabriquer soi-même !

Enfin, le retour au calme conduit à la libération des endorphines. Morphines totalement naturelles, elles calment toutes les tensions. L'organisme peut se mettre en état de relaxation. N'avons-nous pas remarqué qu'on s'endort plus vite après l'amour ? Bien sûr s'il a été satisfaisant ! Voilà un excellent remède contre les insomnies. Le sommeil après l'ardeur est d'excellente qualité et très réparateur. Certains maux de tête peuvent éventuellement être soulagés de la sorte. Fini l'excuse de la migraine !

Ce cocktail détonant, au-delà de l'amélioration des performances mentales, stimule le système immunitaire, cette armada constituée de globules blancs, d'anticorps et de multiples autres molécules qui nous protègent des maladies. Voilà pourquoi les pathologies diminuent... Formidable, non ! Certaines études préconisent au minimum l'amour 2 fois par semaine pour réduire les risques de cancer de type hormonal dans les deux sexes. Les maladies de l'utérus, de l'ovaire et du sein se rencontrent plus souvent chez les femmes abstinentes.

Médicalement, il est encore reconnu que l'acte sexuel augmente la vie d'une dizaine d'années environ, mélatonine oblige ! Même les gérontologues confirment qu'une vie sexuelle saine et régulière est l'un des atouts majeurs pour une vieillesse heureuse et plus longue... Pour les femmes en particulier, et ce n'est pas négligeable, le sexe ralentit le vieillissement de la peau par une prolongation de la production d'œstrogènes[1]. Ces hormones sont essentielles pour l'irrigation du derme et la production de collagènes. Constituant principal de l'épiderme, ces molécules le rendent plus élastique, plus souple et donc plus résistant.

Enfin, pour ceux ou celles qui atteignent l'orgasme, les apports du sexe sont décuplés. L'inondation du cerveau par les neuromédiateurs cités plus haut pendant l'orgasme a des effets très proches de ceux provoqués par des tranquillisants, sans les effets pervers. Ce paroxysme du plaisir, en procurant une profonde relaxation, permet de prévenir les crises cardiaques. Bien sûr ces activités sont à pratiquer avec entraînement ou échauffement, une intensité trop rapide peut être pernicieuse, n'est-ce pas cher Président Félix Faure ou cher cardinal Daniélou... L'état d'apaisement qui en résulte restreint l'anxiété, l'angoisse et le stress, etc.

---

1. Un neuropsychologue du Royal Hospital d'Édimbourg, après avoir interrogé 3 500 personnes âgées de dix-huit à cent deux ans, pendant dix ans, a constaté que les personnes qui font l'amour au moins trois fois par semaine paraissent dix ans plus jeunes que celles qui ne le font que deux fois par semaine.

Même le sperme, c'est plein de qualités...

Les vertus du sperme véhiculées « en secret » depuis des millénaires sont maintenant confirmées. Si l'homme n'est pas contaminé par le virus du sida ou autres MST (Maladies sexuellement transmissibles), c'est une substance saine sans aucun microbe, ni produits urinaires. Scientifiquement parlant le sperme contient en plus de l'eau à 90 % et quelque 100 millions de spermatozoïdes, riches en ADN et en protéines avec :
— de l'arginine, de la créatine, de la L-carnitine et du glutathione, des acides aminés ou des peptides très recherchés
— de la vitamine C et de la vitamine B12
— du fructose et du sorbitol, deux sucres de qualité
— des enzymes
— des oligoéléments comme le zinc, le phosphore, le sélénium, le magnésium, le calcium et le potassium
— des prostaglandines
Tous des éléments formidables pour la santé.
D'après une étude réalisée à l'université d'Hambourg, les femmes pratiquant la fellation et qui avalent le sperme réussissent à maigrir jusqu'à deux fois plus vite que les autres. Cette vertu amincissante est due à la présence d'une substance nommée phosphatase alcaline, un formidable agent anti-graisse. Une autre étude réalisée en Californie du Sud sur 15 000 femmes âgées de vingt-cinq à quarante-cinq ans montre que les femmes pratiquant régulièrement la fellation étaient moins touchées par un cancer du sein (1,9 % contre 10,4 %).
Malheureusement avec le sida, il est très difficile de conseiller d'avaler le sperme, sauf certitude absolue de son partenaire. En revanche, pourquoi ne pas l'utiliser en l'absence de blessure sur la peau comme crème. Il a des propriétés relaxantes et tonifiantes pour le derme. Le sperme était utilisé comme masque de beauté par les Romaines de l'Antiquité et cette pratique se maintient dans nombre de communautés africaines. Deux chercheurs,

Tobias Eisenberg et Frank Madeo, de l'université de Graz en Autriche, déclarent même que la spermidine, une molécule contenue dans le sperme, est un excellent antivieillissement contre le processus du vieillissement des cellules de la peau.

C'est bon pour le moral !

Nos pratiques sexuelles peuvent donc faire de véritables « miracles » sur notre santé. Pour ceux qui détestent le sport, le sexe peut être un bon substitut. Selon des diététiciens américains de renom, la pratique du sexe permet avec plaisir et sans effort de perdre et/ou de stabiliser son poids. Une personne faisant l'amour 3 fois par semaine pourrait perdre jusqu'à 1 à 2 kg par mois sans aucun régime.

Le sexe doit-il être reconnu comme un véritable médicament ? Gratuit… ou presque et sans aucun effet secondaire. Tout au plus doit-on se protéger sérieusement comme indiqué au préalable contre les MST. Mais là rien de plus facile, la délicate pose du préservatif peut devenir un jeu ou un préambule ! Comme pour tout, pas de « fixette », pas d'abus pour une pratique déchaînée à tout prix. C'est un équilibre à rechercher… Les exploits n'apportent rien de plus, bien au contraire. Pour les adeptes de l'amour sportif, un échauffement progressif est même recommandé, comme nous l'avons indiqué.

Une fois tout cela accepté, faire l'amour met l'individu quel que soit son sexe dans un état psychologique adéquat pour une meilleure qualité de vie. Avoir une vie sexuelle satisfaisante procure une quiétude et une sérénité sans pareil. Le sexe est un élément capital de l'art de vivre de l'homme et de la femme par son impact considérable sur le moral, la confiance en soi ; et tout l'organisme profite de ses effets bénéfiques. Avoir des relations sexuelles permet de s'adoucir et de se sentir bien dans sa tête et dans son corps. Il engendre même la tendresse. Donner ou recevoir des caresses constitue une source de satisfactions auxquelles la plupart d'entre nous sont sensibles. Et pour cause ! Notre peau est notre sens, non seulement le plus étendu : elle couvre 3 mètres carrés, mais aussi le plus riche en récepteurs. Au total, plus d'un million et demi sont répartis sur toute la surface corporelle ! La main en concentre un très grand nombre, jusqu'à 140 par cm^2.

Pour ceux qui souhaitent faire durer un couple, le sexe est bien sûr un élément clé de cette réussite et d'une vie plus longue ! Il faut accepter que les désirs, les fantasmes soient forcément différents. Il est tout à fait normal que chaque partenaire ne soit pas en phase de désir sexuel au même moment et de la même manière. À chacun, selon ses envies, de trouver son propre équilibre sexuellement satisfaisant pour les deux, afin d'en retirer tous les aspects bénéfiques sur la santé. Certes, il est très agréable d'avoir des désirs simultanés. Mais sur la durée, rien n'est jamais automatique… Cela se cultive ! Il faut tenter de bien connaître l'autre et d'organiser un environnement qui pro-voque des désirs chez l'être choisi ; par exemple, un petit dîner, un bain, des massages ou encore lire ensemble des nouvelles érotiques. Et pourquoi pas quelques aventures !

Pour ceux qui ne recherchent que l'amour, le grand, la sexualité peut être la voie, au lieu d'une fin en soi. Des chercheurs ont découvert une molécule appelée ocy-tocine, responsable de la sensation intense de plaisir lié à l'orgasme. Cette substance permettrait d'éprouver ultérieu-rement de l'amour pour un être qui devient cher, en tout cas de l'attachement. Parfait, si nous arrivons à associer amour et sexe. Mais pourquoi s'y limiter ? Souvent, le drame est d'en rester là. À vouloir associer grands sentiments et faire l'amour, nous perdons trop souvent la possibilité de partager de petits plaisirs. Nous multiplions les frustrations, ce qui conduit à des manques, des stress, des inhibitions.

Plutôt que de dire : « Je veux faire l'amour », pourquoi ne pas dire « Je veux faire l'amitié » ! Et par là partager des massages, des caresses, des enlacements et des baisers en fonction de nos désirs réciproques. Rien ne vous oblige au coït, réservons cette pratique pour le seul et unique grand amour, par exemple. Il y a tellement de façons de procurer du plaisir ou de faire jouir autrement. Cela suppose seulement de dépasser quelques représentations « machos » de cette pratique et tout le folklore historique qui l'accompagne !

Le viagra est d'ailleurs à l'honneur, il est censé compenser quelques faiblesses au niveau du pénis, notamment avec l'âge, mais pas seulement… Pourtant la jouissance n'est pas que pénétration ! Que de ratages pour cause d'éjaculation précoce ou de « puits sans fond » ! Le jeu sensuel peut passer par les mains, les lèvres, la langue ; tous peuvent conduire à l'orgasme, et même à l'extase sans nul coït. L'important est dans l'écoute de l'autre et notamment de sa respiration. Pourquoi se limiter à cette seule norme de la pénétration ! Ce passage obligé angoisse bien des personnes qui finissent par s'abstenir, comme Kafka qui préféra se réfugier dans l'ascétisme… Le monde des baisers, des massages, des affleurements, des caresses – les câlins – est plus riche, plus voluptueux, plus délicat et pour ceux qui n'en ont jamais assez : plus dans la durée. Surtout il abolit les différences entre partenaires et permet toutes les finesses. Et pour les femmes, le vagin n'est pas l'espace le plus sensible. Leur corps est pourvu de multiples lieux tout autant si ce n'est plus voluptueux, du clitoris au simple… petit doigt. À découvrir plus loin ! Vous risquez d'avoir des surprises…

Halte aux tabous et aux non-dits

Je viens d'une famille très prude où il était hors de question de parler de ce sujet. Même la provenance des enfants était un tabou. Mes parents me disaient que les enfants « étaient fabriqués à Paris et arrivaient par le train » ! Je n'avais jamais de chance, chaque fois que j'allais voir mon père qui travaillait aux bagages à la gare, les « colis d'enfants venaient juste de partir » ! Je n'ai donc rien appris sur ce sujet jusqu'à douze ans. J'ai enfin trouvé la solution par moi-même dans le dictionnaire médical de ma marraine, au moment où mes testicules commençaient à produire… Il était temps !

Intuitivement, j'ai toujours ressenti que la « pratique solitaire », puis les premières rencontres sexuelles faisaient du bien à mon corps et à ma santé mentale. Elle m'apaisait, je l'ai donc toujours favorisée. Dix ans plus tard, quand je suis devenu enseignant et que j'ai souhaité promouvoir une véritable éducation sexuelle à l'école dans les années 1970 – une innovation alors – j'ai commencé des recherches à ce propos à l'intention de mes élèves. Et là, j'ai découvert qu'une pratique sexuelle fréquente et épanouie était recommandée par certains médecins et des pharmaciens éclairés ! N'oublions pas qu'à cette époque la masturbation était encore considérée comme une « monstruosité[1] », « la mère de tous les maux », depuis l'énorme succès de librairie – 40 éditions ! – du livre du docteur Samuel-Auguste-André-David Tissot, pasteur puis professeur à l'académie de Lausanne, intitulé *Essai sur les maladies produites par la masturbation*, dont la première édition paraît en 1760.

---

1. Même Freud, et à sa suite les psychanalystes, la considère comme un stade d'immaturité. La masturbation serait pour lui normale chez l'enfant mais tout à fait perverse chez l'adulte.

« C'est un tableau effrayant propre à faire reculer l'horreur. En voici les principaux traits : un dépérissement général de la machine ; l'affaiblissement de tous les sens corporels et de toutes les facultés de l'âme ; la perte de l'imagination et la mémoire, l'imbécillité, le mépris, la honte ; toutes les fonctions troublées, suspendues, douloureuses ; des maladies longues, bizarres, dégoûtantes ; des douleurs aiguës et toujours renaissantes ; tous les maux de la vieillesse dans l'âge de la force… Le dégoût pour tous les plaisirs honnêtes, l'ennui, l'aversion des autres et de soi ; l'horreur de la vie, la crainte de devenir suicide d'un moment à l'autre. »

Et à sa suite que n'a-t-on pas inventé pour la réprimer : des mains au-dessus des draps dans les pensionnats aux corsets pour les deux sexes, ou autres réveils Minière-Colins et anneaux de Tiemann and Co pour les jeunes hommes ! Heureusement, les idées[1] changent avec le climat des années 1970[2], à l'insu des psychanalystes alors maîtres de la pensée et souvent très rétrogrades sur ce plan. Se multiplient alors les études de « sexologie » avec la prise en compte de l'importance de la sexualité pour la santé. Dès 1970, dans une Genève également très pudique, Abraham et Willy Pasini mettent en place le premier enseignement universitaire structuré de sexologie. En 1974, toujours à Genève a lieu le premier symposium international de l'Organisation mondiale de la santé qui réunit sexologues et experts en santé publique pour traiter des thérapies sexuelles. Dans cette mouvance sont publiés

---

1. Le psychiatre autrichien Richard von Krafft-Ebing, dans son ouvrage, *Psychopathia Sexualis* (1886), abondamment étayé de cas cliniques exemplaires, diagnostiquait comme « maladie » toutes les activités sexuelles qui n'étaient pas tournées vers la reproduction.

2. Un début de libération des mœurs s'est surtout opéré vers le milieu des années 1970 et non en 1968, où le mouvement était plutôt centré sur le politique et l'autorité.

Handbook of sexology de John Money et H. Musaph (1977) et le *Handbook of sex therapy* de Lo Piccolo (1978) comportant de nombreuses études cliniques et thérapeutiques sur les bienfaits des pratiques sexuelles. Désormais, il devenait scientifiquement prouvé que faire régulièrement l'amour apporte de nombreuses magnificences… à notre corps et à notre moral.

Et pour ceux qui n'aiment pas courir, pour ceux qui ont du mal à se bouger, pensons à faire l'amour ! Oui pratiquons… mais pas n'importe comment. Pensons durée… Quels que soient notre sexe et le sexe de notre partenaire, n'envisageons pas cette pratique comme un sprint, l'homme risque d'éjaculer vite et le partenaire sera insatisfait. Ne jouons pas non plus aux adeptes du Taoïsme, nous ne dépenserions que 2,8 kcal par minute, ce qui serait négligeable en matière d'activités ! Prenons le temps d'enlacer, de multiplier câlins et mouvements, les dépenses pourront aller jusqu'à 8 kcal par minute pour les très actifs ! Un sexe bâclé n'en brûle que 50 kcal au final ou même moins. En revanche, si nous faisons durer une demi-heure ou même pourquoi pas une heure, voilà une belle activité de presque 500 kcal, un semi-marathon. Et si le/la ou les partenaires sont bien choisis, que du plaisir !

Halte à la misère sexuelle !

Fini donc d'associer le sexe avec la gaudriole, les sex-shops ou à la promotion canapé. Le sexe n'est pas seulement un dérivatif, il est à considérer sérieusement comme un élément préventif et même curatif pour notre bien-être ! L'école, les médias et d'une manière générale la culture se devraient de le valoriser, comme d'autres civilisations l'ont vivement favorisé en d'autres temps et autres lieux. Car la situation actuelle dans notre société n'est pas vraiment formidable, contrairement à ce que l'on pourrait penser si on s'en tient aux apparences.

Derrière les beaux titres des magazines qui raffolent d'en parler au printemps, la réalité est tout autre. Beaucoup de personnes ont des difficultés – rappelons-le – à rencontrer des partenaires. Pensons pour commencer à nos agriculteurs ou aux femmes, la quarantaine passée, délaissées par leur conjoint. La célèbre émission *L'amour est dans le pré* pour les premiers ou les sites *Cougars*, *Matures*, pour les secondes sont loin de compenser. Et les sites de rencontres jouent encore un rôle bien limité, essentiellement pour les milieux branchés.

Ensuite, les pratiques actuelles aux dires des sondages successifs restent globalement plutôt ternes. Si la pénétration vaginale, l'acte le plus fréquent dans les couples, ravit la plupart des hommes, seulement 28 % des femmes estiment que cela les fait « grimper aux rideaux[1] ». 38 % préféreraient des caresses du clitoris ou surtout le cunnilingus que beaucoup d'hommes maîtrisent encore mal. D'une manière générale, pas facile de jouir quand on est femme, la question est ancestrale : 79 % d'entre elles disent rencontrer des difficultés. Avant, elles « comptaient les moutons ». Aujourd'hui elles revendiquent : 31 % des sondées déclarent n'avoir connu qu'un réel moment d'extase par mois au cours du dernier trimestre, certaines jamais... Un désagrément qui concerne plus particulièrement les plus jeunes (63 %) mais aussi, plus surprenant, les femmes cadres et professions intellectuelles supérieures (65 %).

Côté positions, bien des idées reçues sont également à revoir. Le traditionnel « missionnaire » est considéré comme désuet et peut-être trop « plan-plan ». Le kamasutra

---

1. Sondage IFOP, décembre 2014. Échantillon de 1 006 femmes, représentatif de la population féminine française âgée de dix-huit ans et plus.

est à revisiter pour des positions où la femme se veut plus active comme l'Andromaque (en position assise, la femme au-dessus) et le Gaufrier (allongés, la femme au-dessus, une sorte de missionnaire inversé), générateur d'orgasme pour 58 et 57 % des Françaises. Viennent ensuite la fameuse Levrette, la Pieuvre et la Charrette. Mais peu de femmes adhèrent à la Fleur de Lotus ou à la Balançoire.

Et tout n'est pas dans la position. Tout dépend en fait du cerveau et de ce que chaque partenaire s'imagine ou fantasme. N'oublions pas que le principal orgasme sexuel est le cerveau ! Pour nombre de femmes, le sexe reste encore très lié à l'amour, au grand amour. Elles n'osent « se donner » qu'à la personne aimée. Sans banaliser cet acte, peut-être faudrait-il l'envisager plus simplement comme une rencontre pour le seul plaisir et la santé ! Voire pour certains comme découverte, simple plaisir, voire comme une activité sportive ! Mais là, je sens que je vais faire réagir !

Pour dépasser les frustrations, la qualité des caresses et surtout leur rythme sont au cœur de toute rencontre sexuelle. Encore faut-il ne pas rester centré sur son propre plaisir mais agir, bouger, cajoler, câliner, enlacer suivant les ressentis du partenaire. Sur ce plan, une suggestion que je puis faire parce que je l'ai expérimentée avec succès est de commencer par un long massage à l'huile ou au chocolat tiède, éventuellement après un bain à deux. Ensuite il est bon d'enchaîner par des étreintes avec caresses, effleurements et baisers. Mais l'important est de repérer la respiration du partenaire pour « pratiquer » sur son rythme respiratoire. On peut alors jouer avec ce dernier en caressant à son rythme ou en harmonie avec celui-ci, c'est-à-dire deux ou trois mouvements de caresses sur une respiration ; le tout avec une certaine tendresse. Et si nous aimons parler de nos ressentis, ne nous en privons pas...

Ne limitons pas les caresses aux seuls organes sexuels, l'arrière du crâne, les oreilles, les mains et surtout les pieds créent beaucoup de contentements. Essayons de repérer les zones les plus agréables pour le partenaire. Ce n'est que dans un second temps qu'on peut se centrer sur le clitoris et l'entrée du vagin ou le pénis. Et pour ces derniers, n'oublions pas de continuer toujours en rythme avec la respiration. Essayez et n'hésitez pas à raconter à l'auteur de ce livre vos découvertes !

Le savons-nous… toujours ?

Mesdames, vous pouvez avoir des orgasmes multiples, jusqu'à une vingtaine… et de multiples façons. Nombre de zones de votre corps y sont propices : vagin certes mais surtout clitoris. Pensez à vos seins, vos oreilles, votre anus et votre petit doigt, j'insiste.

Oui ! pour le petit doigt, le secret est de tenir la main de votre partenaire entre le pouce et l'index au niveau du cercle. Essayez de ressentir une zone plus sensible à votre toucher. Ensuite de l'autre main, toujours entre le pouce et l'index, massez le petit doigt lentement dans le rythme de sa respiration. Arrêtez de temps à autre, pour que le partenaire calme sa respiration. Reprenez dans le même rythme ou éventuellement en harmonie, deux ou trois pendant une respiration.

Les caresses, la langue de votre partenaire sont souvent plus efficaces sur le corps. N'hésitez pas à dire vos désirs et à choisir des partenaires qui peuvent y répondre. Éventuellement, apprenez-leur ! Si votre partenaire est un homme et si vous aimez la pénétration, pratiquez le sexe tantrique avec lui. Apprenez-lui à ne pas éjaculer tout de suite. Et si vous ne trouvez pas, il existe une série de sex-toys qui pourront toujours vous satisfaire. À essayer avant d'acheter, comme pour vos vêtements !

> Messieurs, si nous avons une panne d'érection. Pas de panique ! Ne cherchons pas à nous justifier. Essayons plutôt de nous détendre, embrassons, caressons notre partenaire. Rien ne presse ! Profitons de ce temps pour faire jouir le partenaire avec nos mains et notre bouche. Déjà, elle/il y trouvera une satisfaction et peut-être notre désir arrivera par là…

Toujours pour sortir d'une certaine misère sexuelle actuelle, il est une question encore très taboue dans notre société en matière de sexe et de santé, celle des partenaires multiples. Nous ne l'éluderons pas puisque nous la pratiquons ! Certes elle a toujours mauvaise presse, les mots qui la déclinent sont toujours très durs : « adultère », « infidélité », « conjoint volage », « trahison ». Récemment des personnalités féminines se sont épanchées dans les médias sur le sujet en parlant de « c'est dur de se sentir trompée ». Pourtant elle est largement adoptée, toujours en cachette, et même maintenant de façon virtuelle grâce au web !

Selon les dernières enquêtes, près de 2 femmes sur 3 en couple avouent n'avoir qu'un seul rapport sexuel par semaine en moyenne. Est-ce à dire qu'elles devraient chercher un autre partenaire pour entretenir une activité sexuelle salutaire ? Sans doute, et de fait « l'infidélité » est une réalité largement répandue. Plus de la moitié des hommes et plus d'un tiers des femmes y ont succombé, un comportement en très nette progression depuis les années 1970.

Alors pourquoi ne pas faire ce coming-out pour sortir d'un certain mal-vivre actuel ? Combien de femmes, d'hommes font des maladies sommatives, voire mentales, parce qu'ils sont dans un fort dilemme entre leur désir et leurs valeurs de couples traditionnelles. Avoir des partenaires multiples a quelques inconvénients car socialement c'est toujours mal vécu mais cela peut produire beaucoup de plaisir et surtout de bienfaits de santé. Une étude tend à démontrer que les infidèles (hommes et femmes) ont des IMC plus bas – il s'agit de l'Indice de masse corporelle qui détermine le surpoids – et plus équilibrés que le reste de la population[1]. Cet indicateur plus bas tend à refléter un mode de vie plus soigné. Toutefois la volonté de plaire à d'autres partenaires n'est pas la seule motivation. Les « infidèles » paraissent comme des personnes plus actives qui n'hésitent pas à faire du jogging ou à aller dans des clubs de sport, dans le but de se sentir bien dans leur corps, et par extension, dans leur tête, un effet également recherché dans les rencontres multiples…

Grâce à mon métier, ma pratique était facilitée puisque j'étais ailleurs 3 à 4 soirées par semaine. Mais mon conjoint était parfaitement au courant. C'est une relation qui devrait se développer de façon apaisée, il faudrait en discuter avant toute vie commune pour que cela devienne coutumier. Tout est dans la normalité. Notre société a reculé sur ce plan. Au début du XXe siècle, un mouvement a milité pour instaurer un « statut de la maîtresse » ou « de l'amant » !

Aujourd'hui, la fidélité que se doivent les partenaires d'un couple est vécue fréquemment comme une possession : l'un devient l'objet ou « le nounours » de l'autre ! Un couple ne peut vivre en permanence l'un sur l'autre. Chacun a besoin de se ressourcer, d'avoir ses propres aventures ou simplement ses rencontres éphémères ou sur la durée. J'aime bien parler de besoin de « respiration ». Difficile de vivre soixante ans avec un seul et même conjoint. Des détails mal acceptés deviennent des rancœurs, la proximité permanente introduit des incompréhensions qui précipitent les crispations. Autant d'agacements qui conduisent au

---

1. Étude pour Victoria Milan, 11 112 hommes et femmes infidèles interrogés comparé aux données de l'OMS.

divorce et qui de toute façon créent un stress néfaste pour la santé. Un peu de distance ne détruit pas un couple établi. Au contraire, elle facilite la vie commune et en plus booste la libido…

Or, tout est affaire de convention ! Il nous faut dédramatiser… On accepte sans difficulté que l'un aille voir un film pendant que l'autre passe une soirée foot. Pourquoi ne pas trouver naturel d'avoir chacun ses « aventures » sentimentales ou ses « moments sexuels », suivant le goût de chacun. Pourquoi en faire toute une histoire qui conduit à miner sa santé ? Le couple se perpétue toujours comme un impensé, empli de tabous. La société conforte inconsciemment ce conservatisme irraisonné par le vocabulaire employé : « Il a fauté », « Il m'a trompé », « Je l'ai vu avec une greluche » !

Parler de « respiration » pour qualifier ces rencontres pourrait mieux faire perdurer les couples. Notamment les plus jeunes qui sont devenus encore plus intégristes ! Au moindre « faux-pas », c'est aujourd'hui la séparation radicale, avec tous les problèmes collatéraux de famille dispersée et les conséquences sur les enfants. Plutôt que de se déchirer, pourquoi ne pas envisager le couple avec un projet de vie ou de famille ou les deux, avec suivant nos attentes, nos besoins, des rencontres parallèles. Chacun choisira ensuite son genre : sentimentale, amoureuse ou seulement ce que je nomme des moments « sexo-sportifs » ! Disons alors, comme indiqué précédemment, que nous « faisons l'amitié » pour le distinguer du traditionnel « faire l'amour ». Le choix des mots peut avoir de l'importance.

Au XIXe siècle, le bourgeois, à côté de sa vie familiale, allait tout naturellement au bordel. Loin de moi l'idée que c'est une panacée à reproduire. Faisons-en simplement un élément de réflexion pour envisager autrement et de façon réciproque – la femme pouvant assumer ses propres désirs – la vie de couple. La vie ne serait-elle pas largement simplifiée ainsi ? Nombre de déprimes, cancers ou autres maladies liées au mal-vécu du couple et de la séparation pourraient être évités.

On pourrait également multiplier les libertinages ou fréquenter les lieux d'échangismes. On compte environ 130 000 « partagistes » ou « échangistes » en France, ce qui est très peu[1]. Personnellement, je n'ai jamais intuitivement adhéré. Je n'ai jamais trouvé les lieux ni très sains, ni très excitants… Il nous faut inventer d'autres modes de rencontres, mais avant tout réfléchir à instaurer d'autres conceptions du couple vers un mode de vie plus ouvert. À suivre…

Une nouvelle éducation

Cette réflexion, ou plutôt cette éducation, devrait surtout être induite en direction des jeunes. Les adolescents découvrent la sexualité de façon très différente de celle des générations précédentes. La cause : les nouveaux médias dont Internet. Il est dommage que cette initiation se limite à la seule pornographie… Cette liberté offerte sur ces pratiques est l'occasion d'affronter « la vérité nue » de la relation aux autres à travers la sexualité. Faisons sortir définitivement les jeunes de ces tabous et maintenant des lieux communs détournés en cachette. Permettons-leur de s'initier et de vivre pleinement leur sexualité comme un simple plaisir partagé ou mieux comme une rencontre-découverte de l'autre. Les massages réciproques ouvrent une parenthèse hors du temps : ils permettent de découvrir le corps de l'autre, d'être à l'écoute de ses ressentis et de

---

1. « Les Français et l'échangisme », IFOP, juin 2010. Échantillon de 1 020 personnes, représentatif de la population française, âgées de dix-huit à soixante-neuf ans.

sensations en allant du plus léger effleurement au pétrissage plus intense (voir chapitre 10).

Les premiers massages constituent un instant de partage et d'écoute. Se laisser faire, se lâcher sous les mains de l'autre favorise la confiance. C'est un excellent moyen de se débarrasser de ses petits complexes physiques. Ces contacts initiaux, même s'ils sont parfois maladroits, se révèlent alors d'excellents préliminaires ou encore un moment de complicité intense, resserrant les liens physiques d'une rencontre. Faut-il les laisser à la découverte aléatoire ? Ne vaudrait-il pas mieux les inclure dans une éducation à base de grandes discussions dans les familles ou pourquoi pas scolaires ? Malheureusement, notre école en est encore loin !

Le sexe comme ressourcement de la personne

Le sexe, même quand on le conçoit pour la santé, commence par beaucoup d'attention, de caresses, de tendresses et donc de câlins entre les partenaires. Prenons le temps de découvrir l'autre et repérons les étreintes, les effleurements, les frôlements, les embrassades, les cajoleries (c'est selon) qui le ravissent et nous enchantent. Toutes les parties du corps, y compris les petits doigts (j'insiste), sont réceptives, parfois plus jouissives que la simple et seule pénétration (j'insiste également !)…

Et, en attendant de trouver un partenaire ou un complice, ne négligeons pas les sex-toys. Les sex-toys, vibromasseurs, godemichés, ou autres petits canards, sont devenus en quelques années très tendance et s'affichent désormais sans tabou. Mal vus encore à la fin du siècle dernier, ces objets sont devenus plus facilement accessibles, notamment depuis que nous pouvons nous les procurer discrètement par Internet. Fini l'idée « un peu glauque » qu'on s'en faisait, il y a encore peu de temps.

L'utilisation de sex-toys peut nous permettre de découvrir à notre rythme notre corps, nous apprendre à mieux nous connaître, à diriger notre plaisir comme nous le souhaitons. Ces « outils » peuvent même parfois représenter de véritables objets de rééducation. Les femmes notamment commencent à se déculpabiliser ; celles qui n'osaient pas se masturber se l'autorisent désormais avec ces jolis sex-toys. Des groupes de copines organisent même des rencontres thé ou chocolat/sex-toys où elles peuvent découvrir et parler de leur sexualité !

L'auto-jouissance, selon un article du site Internet de l'université de Sydney, The Conversation[1], serait bénéfique pour la santé, réduisant le nombre de cystites, de diabètes, de cancers du col ou de la prostate, ainsi que surtout celui des insomnies, des dépressions, du stress, des hypertensions, etc. Que ce soit dans le bain, dans la tiédeur de l'eau, un summum (à essayer si vous n'avez pas encore pratiqué !), par des caresses personnelles ou grâce aux sex-toys, il n'y a que des bienfaits à se donner des orgasmes. Quand on est jeune, c'est déjà un moyen de découvrir et de connaître la sensibilité de son corps. Plus âgé, même dans la solitude, c'est une occasion de se faire du bien. Je connais des personnes amies qui le pratiquent sans scrupule quand elles n'ont pas envie ou pas le temps de rencontrer. Bannissons le mot « masturbation », mal connoté et sans complexe introduisons dans nos vies des moments d'auto-jouissance[2] !

Le sexe, quelle que soit sa pratique solitaire, à deux ou en groupe, devrait en conséquence faire partie des activités

---

1. http://theconversation.com/happy-news-masturbation-actually-has-health-benefits-16539

2. Voir également chapitre 10.

de ressourcement de la personne. Prenons le pari qu'en 2030, les assurances sociales proposeront des « séminaires sexe », comme elles offrent des cures thermales. Pour nos politiques en manque d'idées : le « trou » de la Sécurité sociale serait ainsi rapidement comblé ! Les pharmacies le promouvront au même titre que les produits naturels de santé. Une gamme complète d'huiles de produits de massage, d'incitants et d'accessoires adaptés aux goûts de chacun sera la bienvenue.

Et si nous essayions le slow-sex !

Après le succès du « slow-food », pourquoi ne pas essayer le « slow-sex ». Cette pratique est une invitation à faire l'amour plus lentement, et surtout « en pleine conscience ». Tout le contraire des exploits du porno… On prend le temps de se rencontrer, on s'interdit d'associer sexualité et performance. Concrètement, on commence par débrancher ses smartphones et autres téléviseurs, on s'auto-concentre sur la situation en évacuant les pensées parasites et on multiplie les préalables.

Le « slow-sex » est un « ici et maintenant » avec le ou les partenaire(s) choisi(s) pour un moment déterminé, le moyen de renouer avec l'autre mais aussi avec sa propre sensualité par moult câlins.

Nous prenons le temps de se relaxer, de se masser. Nous pouvons rechercher les zones corporelles les plus agréables pour partager les ressentis. Nous laissons monter progressivement le désir de manière plus tranquille, en savourant et dégustant lentement chaque moment. L'orgasme n'en sera que plus fort à la fin !

Ne nous endormons pas aussitôt après, dans le calme des sens. Continuons à sentir l'autre et partageons les sensations, voire les sentiments si plus d'affinités !

Et si, au lieu d'envahir les salles d'attente des médecins au moindre petit bobo, nous recherchions avec qui (se) faire des petits câlins... couchés ou pas, sous ou sur la couette ! Selon vos goûts ! 1 140 millions, c'est le nombre de personnes dans le monde qui auront un rapport sexuel aujourd'hui. Alors qu'attendons-nous pour quitter provisoirement ce livre et nous envoyer au septième ciel. Du moins essayons... mais en prenant soin de l'autre et de soi, à cent lieues des pratiques mécaniques des sites pornographiques...

Une pratique sexuelle régulière dans le respect du partenaire n'a que des vertus, elle :
— augmente l'espérance de vie
— renforce nos défenses immunitaires et protège contre les bobos, les déprimes et surtout certains cancers (prostate, sein...)
— calme la douleur et diminue le stress
— embellit la peau et sculpte notre corps au même titre que n'importe quelle activité sportive
— fait maigrir
— lutte contre l'insomnie
— rend plus intelligent
— et surtout donne du plaisir et pour certains/certaines du bonheur ou de la joie !
Sortons vivement des tabous et trouvons ce qui nous fait du bien, seul, à deux ou à plusieurs...

4. Chassons nos stress

Pression au travail, projet à rendre, examen à passer, course contre la montre pour récupérer son enfant à l'école, conférence à faire, conflits à gérer... Quel que soit notre métier ou notre contexte, notre mode de vie nous épargne peu. J'ai même rencontré des parents déjà stressés pour les études de leurs chérubins dès l'école maternelle ! Personnellement, au travail, à la maison ou en déplacement, j'ai rencontré de multiples sources de stress. Pas toujours facile de les évacuer quand on est jeune. De culture familiale toujours inquiète, voire angoissée pour tous les moments de la vie, il m'a fallu mettre en place une carapace pour ne pas être affecté. Ma maman ne voulait pas que je fasse du vélo pour cause d'accident ; elle ne m'a jamais laissé partir en colonie de vacances. Elle voulait toujours m'avoir sous ses yeux ! Heureusement, comme je l'ai expliqué en introduction de cette partie, la vie était simple et régulière, d'où une plus grande facilité à s'en protéger. Cependant, il m'a fallu apprendre à vivre avec, mieux à l'éviter et quand ce n'était pas directement possible... à le gérer.

Le stress, issu du latin *stringere* (mise en tension), est un anglicisme signifiant simplement « tension ». C'est une réponse « en cascade » du corps tout entier face à un imprévu ou un danger (réel ou supposé). Stimulé, notre système nerveux sympathique, celui qui innerve les organes internes, déclenche des réactions en chaîne : contraction des artères, augmentation de la sécrétion d'adrénaline, qui va accélérer le cœur dans le but de diriger un surplus de sang vers nos muscles et notre cerveau, pour éventuellement faire face. Un reste de notre histoire de mammifère et d'humain. En parallèle, voilà des flots de cortisol qui vont stimuler les cellules pour libérer un maximum d'énergie. Nous passons d'un état normal à un état d'alerte ; toutes nos ressources physiques et intellectuelles sont mobilisées pour fuir ou affronter. Le danger écarté, l'organisme libère d'autres hormones – endorphine, dopamine et sérotonine – pour un retour au calme. L'équilibre est rétabli, le corps peut récupérer.

Lorsque le stress perdure, notre corps se trouve dans un état de réponse permanente. Ce qui « use » notre système cardiovasculaire, diminue nos défenses immunitaires et perturbe l'ensemble des régulations hormonales indispensables au bon fonctionnement de notre organisme. Dans notre société hyper-stressante, le stress est l'ennemi « numéro un » de notre bien-vivre, avec des conséquences incalculables sur notre santé. Il n'est pas l'unique responsable de l'hypertension, des déprimes – le fameux burn-out – ou des cancers. Toutefois, il y contribue grandement.

Comment reconnaître qu'on est stressé ?

Si nous rencontrons un de ces problèmes régulièrement ou de manière très forte, c'est sans aucun doute que nous sommes stressés :
— Mal de dos

— Problèmes de sommeil
— Manque de désir, y compris sexuel
— Mal-être général, tristesse
— Fatigue, même au réveil
— Trous de mémoire
— Mal de ventre
— Anxiété
— Accélération de la respiration
— Irritabilité
— Migraine
— Tics, par exemple bouger continuellement son pied
— Problèmes de concentration...

Un stress contagieux

La pression de notre société devient très importante pour tout. Le Bureau international du travail (BIT) a évalué que le nombre de gens stressés a doublé en dix ans. Les femmes apparaissent plus affectées que les hommes. La Communauté européenne estime entre 3 et 4 % du PIB la charge due au stress. Responsabilités croissantes, objectifs de plus en plus élevés, harcèlement du petit chef... la pression au travail peut devenir rapidement très forte et le stress nous envahir. Des conditions de travail particulièrement tendues ont un véritable impact sur notre santé, sans compter ceux qui travaillent de nuit.

Le stress est « contagieux », la vie familiale en génère à son tour. L'éducation des enfants reste toujours un sujet sensible. Il arrive que les tâches à accomplir dans la maison, les soucis de l'extérieur, les multiples dépenses auxquelles chaque personne doit faire face, les problèmes avec les beaux-parents, avec les voisins s'immiscent dans les relations familiales et soient sources de stress... Ce stress ressenti par les parents se traduit par un comportement agressif envers l'entourage. Les enfants assistent quotidiennement à des crises de nerfs à la maison, sur le chemin de l'école. Ils le prennent comme une normalité et vont le reproduire à leur tour.

Et la normalité devient mode de vie. Les personnes ne se sentent plus exister sans pression. Elles en rajoutent, vivant en débordées : « Je n'ai pas le temps », « Je ne peux m'occuper de cela ». Sans plus prendre le temps de se poser, de s'interroger sur leur comportement et pour commencer… sur leur façon de s'organiser !

De même qu'il existe un bon et un mauvais cholestérol, il existe un bon et un mauvais stress. À l'origine, le stress est une réponse corporelle pour mobiliser nos ressources, en vue de répondre rapidement à une situation précise d'agression à un moment présent. Il s'agit d'une réponse d'adaptation naturelle dont dépendait la survie de nos ancêtres et qui peut nous être utile pour faire face à un événement inattendu, à un examen ou à une conférence. En ce sens, c'est une réponse « positive ». Toutefois, celle-ci devient « négative » quand elle perdure sur la durée, sans raison apparente. Le stress devient alors chronique, il épuise nos défenses tant physiques que psychiques, jusqu'à la dépression ou la maladie.

Smartphone et stress

Je ne parlerai pas ici du danger des ondes… La question reste encore très controversée. Quoiqu'on peut éviter sûrement de téléphoner trop longtemps pour éviter d'échauffer le cerveau et peut-être casser quelques brins d'ADN, point de départ de cancers. Mais parlons plutôt des tensions. Une nouvelle épidémie, le « text neck », en d'autres termes des douleurs de nuque, des maux de tête et des souffrances dans les épaules, voire même dans les bras et les mains sont causés par l'utilisation constante des mobiles. Se pencher pour écrire des SMS, regarder des films ou même pour jouer est à l'origine de douleurs invalidantes, rendant ensuite la position droite très douloureuse.

De plus, un smartphone qui bipe, qui vibre ou qui sonne provoque chaque fois une secousse émotionnelle. On se précipite, on laisse tomber les personnes en chair et en os autour de soi, on arrête de manger. Est-ce que cela en vaut vraiment la peine ? Pourquoi tout arrêter séance tenante ? Les urgences sont peu nombreuses… En fait, on continue à utiliser le téléphone comme du temps où il était l'urgence ! Les boîtes vocales existent désormais. Un peu de culture ou de réflexion en la matière ne serait pas de trop. Penserait-on ouvrir son courrier quand quelqu'un vient nous voir ? Pourquoi le téléphone serait-il prioritaire par rapport à la personne qui est devant vous et qui a pu prendre rendez-vous longtemps à l'avance…

Gérer son stress

Pour mettre fin à ce cercle vicieux, apprenons à bien gérer notre stress. Réagissons avant de nous laisser envahir… Nous nous sentons vite dépassés et… c'est la crise. Savoir se relaxer, apprendre à dire non, prendre son temps même quand cela ne nous paraît pas possible… sont autant de moyens de lutter contre ces tensions nauséabondes et de retrouver le plaisir de vivre en famille ou de travailler… En retour, l'efficacité devient plus grande ! Mais par-dessus tout, gérer son stress passe d'abord par un travail sur soi (voir chapitre 10).

Nombre de stages existent sur le marché pour apprendre « à gérer son stress », les magazines en proposent dans chacun de leurs numéros. Les formations reposent le plus souvent soit sur une approche de type relaxation, soit sur un travail personnel de type TCC, cognitivo-comportementaliste. Le but est d'appréhender le stress différemment en travaillant sur les causes ou de se préparer à affronter des situations stressantes. Ce dernier type d'apprentissage est même offert actuellement dans les entreprises pour anticiper sur les situations conflictuelles. Chacune de ces approches est proposée de manière autonome, alors qu'elles sont complémentaires et que d'autres techniques devraient leur être associées.

Pour moi, j'y suis parvenu assez facilement en étant attentif à mon corps (voir chapitre 8). J'ai mis en place quelques gestes simples pour être moins sous pression, et ainsi dépasser tout le cortège de symptômes déplaisants : mal-être, anxiété, tension, agitation, douleurs diverses (voir ci-après).

Sept gestes anti-stress discrets et simples

Quand nous sommes stressés à notre travail ou dans une réunion, il est possible de se déstresser discrètement pour l'évacuer au mieux.

1. Je frotte mes mains l'une sur l'autre, doigts ouverts, pour libérer mes crispations et mon énergie intérieure.
2. Je place mes mains dans les poches du pantalon et j'appuie avec mon doigt majeur dans le creux de chaque aine. Je recherche le point qui me relaxe.
3. Je tire doucement sur mes cheveux du bout des doigts.
4. Je pose mes mains sur le ventre et je respire lentement par celui-ci.
5. Discrètement, je fais lentement le tour de mes yeux avec mes doigts tout en respirant calmement.
6. Avec mon pouce, j'appuie discrètement sur mon plexus (le creux au milieu de la poitrine).

7. Discrètement dans les toilettes, je monte mes épaules jusqu'aux oreilles en inspirant et j'envoie mes mains vers le sol d'un mouvement sec en expirant, pour les débarrasser de ce que j'ai récolté de négatif.

Ainsi j'ai toujours évité d'en arriver à prendre des tranquillisants. La personne peut plus facilement garder son recul ou/ et son calme, en tout cas, elle garde son sommeil réparateur.

Sur ce plan, comme pour le reste du livre, ce ne sont que des suggestions. Chacun doit parvenir à apprendre à bien gérer son stress. Certaines personnes aimeront pratiquer un sport, d'autres feront appel à leur créativité (peinture, sculpture...) ou à une activité apaisante : jardinage, tricotage ou coloriage, la dernière mode ! Mais au quotidien, lorsque le temps manque, il est souvent difficile de trouver quelques moments propices. Une des solutions les plus simples consiste à faire chaque jour quelques exercices de relaxation basés sur la respiration. Trois inspirations lentes et profondes seront suffisantes pour commencer à décompresser et à faire face à l'événement stressant. Pourquoi pas dix minutes, par exemple, en rentrant du travail, pour un moment de relaxation ?

Moments de relaxation

Voilà quelques exercices simples que je pratique au quotidien pour évacuer les tensions...

1. Posture debout :
— recherche d'une position en équilibre sans fatigue
— décontracter tous les muscles pas indispensables à la station debout

— enracinement
— mouvement de décharge : élever les 2 épaules, puis les laisser retomber (3 fois)
— pousser un gros soupir, d'abord silencieux puis en laissant exprimer un son (rrrrrh !)

2. Posture allongée (sur un tapis ou une moquette) :
— plier un bras et relâcher, apprécier la détente
— monter bras à la verticale et laisser tomber
— crisper une partie du corps (mâchoire, poignet...) sur une inspiration forcée, puis relâcher sur une expiration
— essayer de percevoir les tensions en parcourant le corps de l'intérieur, sur une respiration ventrale
— crisper les parties crispées sur une inspiration, relâcher sur une expiration

Effectuons-les en rentrant chez soi après le travail. Cela peut prendre une dizaine de minutes, pas plus ! L'important est de bien ressentir les sensations de son corps et de respirer lentement par le ventre. Chacun est libre de s'investir plus ou moins dans les exercices, de prendre ou non les propositions.
Profitons-en pour bien sentir de l'intérieur ses zones de tension, ses contractions ou ses malaises potentiels. Respirons lentement en essayant de lâcher ces zones ou ces organes. Quand nous n'y arrivons pas nous pouvons amplifier la tension sur une inspiration pour la relâcher sur une expiration ventrale.

Pour sortir d'une relaxation, prenons notre temps :
— bouger les doigts et les orteils
— faire 2 ou 3 inspirations et expirations profondes et ouvrir très lentement les yeux
— s'étirer comme un chat
— reprendre calmement ses activités

Il est toujours bon d'anticiper, de prendre conscience des ressentis désagréables liés au stress, de les détecter et de les situer dans son corps. Ressentir son corps de l'intérieur, et au travers de ces activités, apprendre à se sentir apaisé, en d'autres termes à s'occuper de soi. Rechercher un début de plaisir contribue à diminuer le stress lui-même ou au moins ses effets. Par exemple, nous pouvons apprendre à repérer notre niveau de tension dans une situation donnée et à en jouer pour monter en tension, puis redescendre (voir l'échelle de tension ci-après).

Échelle des tensions du corps[1]

Il est important de sentir son propre niveau de tension et apprendre à en varier. Dans la vie courante on est généralement à un niveau 5. Essayons d'en prendre conscience, puis tentons de passer aux niveaux inférieurs.

Niveau 1 : pas de tension, type évanouissement
Niveau 2 : tout est relâché dans le corps, à commencer par les épaules. On arrive juste à marcher en titubant, la mâchoire tombante
Niveau 3 : marche et tenue décontractées
Niveau 4 : tension supposée normale, marche normale, tenue droite mais sans tension apparente
Niveau 5 : petite tension, petite crispation dans les épaules et les mâchoires, début de marche tendue
Niveau 6 : la tension monte dans le visage et dans les membres, le visage devient rouge. La marche devient rapide et rigide
Niveau 7 : tension extrême. Le corps va dans tous les sens
Niveau 8 : la chute car tout se rigidifie (à évoquer !).

---

1. À partir de l'échelle proposée par le comédien et anthropologue Bernard Avron.

Pour se relaxer, pour récupérer, la respiration est omni-présente. Cette fonction est la seule qui fonctionne de façon automatique et sur laquelle nous pouvons avoir un contrôle. Une bonne respiration conditionne l'équilibre physiologique, psychique, mental et émotionnel de la personne. Apprenons à respirer calmement par le ventre. C'est un outil pour se connecter à soi-même, pour gérer ses émotions et calmer l'emballement de nos pensées. Un travail de relaxation ou d'auto-sophrologie prend tout son sens pour percevoir ce qui se passe à l'intérieur de soi. Pour certaines personnes, la pratique du yoga, du taï-chi ou une simple méditation peut faire le même effet. Il s'agit de trouver les pratiques qui nous correspondent le mieux ! Pour les personnes résis-tantes, un travail théâtral conduira au même résultat.

Initiation à l'autohypnose

Nous pouvons apprendre à nous détendre par autohypnose, en se répétant :
« Je suis tout à fait calme. Mon bras droit devient lourd », nous laissons la sensation de pesanteur et de détente dif-fuser doucement à l'autre bras et à l'ensemble du corps.
« Mon front est frais. Je lâche ma mâchoire »
« Je me détends les pieds, le ventre, les bras… les épaules », nous continuons en respirant calmement par le ventre.
Au cours de cet état d'autohypnose, essayons de repérer des sensations de lourdeur et de chaleur, elles sont accom-pagnées d'un effet remarquable de récupération.

Éventuellement quelques éléments de « sophronisation » de base, en musique (5-10 minutes) sont un bon com-mencement. Il existe de bons DVD pour le faire chez soi à sa guise…

> Guidée par la voix du sophrologue, la personne, allongée sur un tapis, les yeux fermés, est amenée à relaxer chaque zone de son corps. Elle est alors invitée progressivement à laisser de côté toutes les pensées parasites « ce qui me préoccupe », « ce que j'ai fait hier », « comment va se passer ma réunion de demain ».
>
> La sophronisation nous induit un processus qui va modifier notre état de conscience. Elle devient moins cognitive, plus perceptive, focalisée sur les sensations, dans un état de vigilance situé entre veille et sommeil. Avec de l'entraînement, notre corps va mémoriser cet état de détente.

La méditation est l'outil par excellence pour apprendre à voir la vie sous un autre angle. Trouver calme, paix, refuge intérieur est certainement, de nos jours, le plus beau des cadeaux que l'on puisse se faire. Tentons, une fois par jour, de fermer les yeux et de calmer notre esprit en ne pensant à rien, pendant quelques minutes. Pour ce faire, le mieux est de laisser passer chaque pensée, positive ou négative, sans s'y accrocher. Un peu difficile au départ, nous nous habituons facilement (pour en savoir plus, voir chapitre 10).

Il est trop facile de dire que nous « n'avons pas le temps ». Essayons de repérer dans nos vies tous les temps perdus à tourner en rond, à gesticuler dans le vide ou à se lamenter. Il est important de trouver un temps pour soi. Oui ! une heure ou deux par semaine. Ces heures revêtent une importance capitale pour notre équilibre. Prenons conscience que quand nous ne sommes pas bien avec nous-mêmes, nous ne pouvons être en harmonie avec les autres.

Pour s'en sortir vraiment, il importe de faire tout un travail sur soi (voir également chapitre 11). N'attendons pas la maladie pour l'envisager… Et pour commencer à comprendre ce qu'est vraiment le stress et travailler une « hygiène de vie », un certain nombre de prises de conscience sont parfois nécessaires au niveau de l'alimentation : apprendre à respecter ses besoins vitaux, ne pas trop manger ou manger trop vite, équilibrer les repas, limiter la consommation d'alcool ou de tabac. Et envisager une activité physique chaque jour, tout est affaire d'équilibre. De plus, un certain niveau de plaisir est également un point fort à ne pas négliger. Celui-ci peut passer par de petites « choses » qui tiennent à cœur au patient : boire une petite bière, savourer un fruit, s'arrêter dix minutes dans un coin agréable, rencontrer un(e) ami(e), un hobby qu'on a délaissé…

L'organisation est un préalable, afin d'éviter de se retrouver en situation d'urgence. Le stress est inévitablement associé au temps : on manque de temps pour dormir, pour manger, pour communiquer… Certaines situations stressantes sont inévitables : un enfant brutalement malade, une voiture qui ne veut pas démarrer. Or, une bonne gestion de notre temps permet de passer plus de temps avec nos enfants, avec notre conjoint et avec nos amis. Concentrons-nous sur l'essentiel : il nous faut savoir dire « non » aux choses en trop, qui nous perturbent ou qui nous em… !

Il s'agit d'aller parfois interroger notre positionnement dans la vie, à la base de nos émotions. La volonté de plaire, l'importance d'exister aux yeux des autres, le désir d'être lisse ou parfait conduisent à de nombreuses souffrances ou angoisses. Les raisonnements intimes, les valeurs personnelles sont alors à interpeller pour tenter de désamorcer les tensions. Les distorsions avec la réalité sont également à clarifier : souvent nous ne pouvons voir que les choses négatives de notre vie, en évacuant tout ce qui est positif. Des pensées automatiques telles que : « Je suis nul, je suis moche, je n'y arriverai jamais », sont très délétères.

Effectuer un « zoom arrière » est toujours très utile, toutes nos pensées négatives polluent nos vies, elles entraînent des décalages, des pressions qui ne sont jamais analysées. Est-ce personnel ? Est-ce induit par l'entourage ? Nombre de tensions sont transmises dans la famille. Elles aggravent directement le stress ou démultiplient ses déclencheurs au travail ou avec ses chefs.

Acceptons aussi que tout ne soit pas parfait. La quête de la perfection, valeur souvent propagée par la famille ou l'école, nous empêche d'apprécier ce que nous faisons, ce que nous avons. Nous risquons d'angoisser sur le futur, nous oublions de vivre le moment présent. Ne nous polluons pas l'existence parce que nos sols ne sont pas étincelants de propreté, parce que nos enfants n'ont pas les notes que nous souhaiterions, parce que le conjoint a oublié tel anniversaire. Arrêtons de nous mettre la pression pour tous les moments de la vie. Nous ne pouvons pas tout contrôler, tout maîtriser, tout réussir du premier coup. Restons zen… et respirons ! Apprenons de nos échecs et de nos blessures.

N'oublions pas le sommeil

Une durée de sommeil est, sans équivoque, l'apport principal de la réussite d'une bonne gestion du stress. Le corps et le cerveau ont besoin de récupérer de la fatigue de la journée. Cette durée varie d'une personne à l'autre. Chacun doit apprendre le nombre d'heures de sommeil qui lui est nécessaire afin de se sentir frais et dispos.

Et couchons-nous à notre heure ! Se coucher le plus tôt possible pour être plus en forme le lendemain m'a toujours paru totalement stérile. Il est vrai que les habitudes sont fortes. Qui n'a jamais entendu dire que les heures avant minuit étaient « les plus réparatrices » ? De quoi culpabiliser ceux qui se couchent tard ! Ce n'est que légende, tout dépend de nos habitudes. Il ne sert à rien de nous coucher tôt si nous sommes efficaces le soir. C'est ce que confirment des études scientifiques américaines. Notre sommeil est régi par notre propre horloge biologique sous l'influence de l'hormone du sommeil, la mélatonine, mais tout dépend de nos habitudes de vie. Tout est affaire de besoin de sommeil et de rythmes à respecter (voir l'encadré sur les rythmes). Si nous avons besoin de 7 h 30 de sommeil et que nous devons nous lever à 8 heures, couchons-nous à minuit et quart pour nous endormir à la demi. Si 6 heures nous suffisent, on peut veiller jusqu'à presque 2 heures du matin !

Cependant, lorsque le stress est au rendez-vous, les personnes aux prises avec cet état souffrent parfois d'insomnie. En retour, le manque de sommeil cause de la fatigue[1], laquelle est une source de stress. Effectivement, il est impensable, voire impossible, de faire face de façon adéquate aux agents stressants lorsque notre organisme ne possède pas suffisamment de réserves d'énergie pour les affronter[2].

> Quelques conseils pour bien dormir
>
> Pour faciliter le sommeil, arrêtons les activités excitantes au moins un quart d'heure avant d'aller nous coucher. Nous pouvons :
> — lire un livre ou une BD
> — prendre un bain chaud

---

1. La fatigue diminue la concentration et les capacités de la pensée, mémoire comprise.

2. Le manque de sommeil peut entraîner des comportements agressifs ou encore déprimés.

— regarder la télévision si l'émission n'est pas excitante
— écouter la radio ou de la musique
— boire un verre d'eau ou une tisane (le mieux : tilleul ou fleur d'oranger)
— manger un biscuit, pas trois !
— se faire masser ou encore se relaxer
Essayons de repérer ce qui marche pour nous !

N'oublions pas de soigner notre environnement :
— dormir de préférence dans l'obscurité
— aérer sa chambre dans la journée pour renouveler l'oxy-gène
— diminuer les bruits (télévision, musique hard)
Nous pouvons cependant nous endormir avec une musique douce ou avec une émission culturelle pas trop prenante, en utilisant la touche sleep, pour que l'appareil s'éteigne automatiquement au bout d'un quart d'heure.
Surtout éteignons notre smartphone et l'ordinateur pour éviter de nous faire réveiller par des messages et autres alertes.

Dormons entre 7 heures et 8 heures par nuit au moins selon notre rythme de sommeil. Attention ! La grasse matinée ne compense qu'en partie le manque de sommeil. Et elle rend le réveil du lendemain plus difficile.
Si exceptionnellement nous devons dormir moins, occupations inévitables obligent, respectons au moins notre rythme de sommeil. Dormons une phase de moins plutôt que de nous faire réveiller par un réveil au milieu d'une phase…

Pour connaître notre rythme de sommeil, profitons d'un jour sans contrainte et repérons approximativement le temps que nous avons dormi.
Si nous avons dormi 7 h 30, cela veut dire que nos phases sont de 1 h 30 environ…
Une phase de moins c'est 6 heures de sommeil…

Si nous avons dormi 8 heures, nos phases sont de 1 h 40. Une phase de moins c'est 6 h 20 de sommeil...
Si nous avons dormi 7 heures, nos phases sont de 1 h 20. Une phase de moins c'est 5 h 40 de sommeil...
Mettons le réveil en sécurité, pourquoi pas deux, mais apprenons à nous réveiller seul à notre rythme... C'est possible !

Et la sieste...

La sieste est méprisée dans la culture française. Elle renvoie aux vacances ou à la culture des pays du Sud ! D'autres ne se sont toujours pas remis de la sieste obligatoire des anciennes colonies de vacances... Dommage, car les spécialistes ne cessent de vanter les mérites de cette pause post-prandiale : la sieste diminue le stress et surtout accélère la mémoire et libère la créativité. On perd une vingtaine de minutes, elle ne doit pas durer plus, mais ensuite quelle efficacité. Nombre de start-up d'ailleurs la favorisent désormais.

La sieste nous vient du latin *sexta*, ou la sixième heure du jour. Pour les Romains, elle désignait un temps de repos pris après le repas de midi. À cette heure clé, l'attention baisse, les paupières clignent, la tête chancelle et nombreux sont ceux qui piqueront du nez. Pour l'éviter, ils prendront un ou plusieurs cafés, ce qui contribuera immanquablement à augmenter leur stress. Autant fermer les yeux quelques instants !

En attendant que la culture professionnelle s'en empare, essayons de la mettre en place le plus souvent possible. Assis la tête sur le bureau comme je le pratiquais ou allongé dans la pelouse, ou sur un banc taquiné par le soleil, peu importe. Qui dit sieste ne dit pas nécessairement dormir, l'essentiel est d'arriver à se régénérer. Pour commencer, on peut l'essayer à la maison le week-end ou en rentrant du boulot avant d'attaquer les tâches familiales ou ménagères au lieu de se vautrer devant la TV ou la tablette !

Évitons le stress sur la durée. Cette maladie de notre société est à l'origine de nombre de nos maux. Notre mode de vie nous épargne peu : au travail, dans la rue, à la maison avec les enfants ou le conjoint ou encore en voiture, les causes de stress sont multiples.

Apprenons à mieux connaître les mécanismes du stress, essayons d'en repérer les prémisses afin de comprendre comment nous pouvons l'éviter ou le surmonter.

Respiration, relaxation, massage, sommeil, sieste, prise de recul et pourquoi pas méditation peuvent apporter beaucoup de bien. Ne cherchons pas d'excuse pour ne rien entreprendre !

5. Nos addictions,
avec parcimonie...

Je n'ai jamais été trop porté sur les addictions. Bien sûr comme tout jeune, j'ai fumé pour exister en tant qu'adolescent. On ne pouvait acheter du tabac, nos parents l'auraient su immédiatement. On fumait du tilleul ou de l'eucalyptus ! Je me suis soûlé une fois comme les copains pour fêter la fin de la première année de l'École normale d'instituteurs. C'était une sorte de rituel admis, presque favorisé, par l'institution... Et dans les années post-soixante-huitardes qui n'a pas fumé un peu d'herbe ou sniffé une « paille de coque » ? Mais je n'ai jamais accroché ! Toujours un peu rebelle par rapport aux modes. Et puis j'avais découvert qu'on pouvait fabriquer ses propres drogues, les endorphines. Pour moi, c'était le sport, c'était le sexe ! Pas nécessaire d'être amoureux, juste pour le plaisir... le plaisir de la rencontre, bien sûr ! Je sais, je vais décevoir en étant réducteur, mais là n'est pas l'essentiel de mon propos (voir chapitre 3)... Par ailleurs, j'ai eu deux grands-mères accros au café. C'était un café de « pauvre » à base de chicorée. Ce qui m'a complètement débarrassé de cet autre rituel social. J'en ai fait également une chance !

Les données sociales sur les diverses addictions admises ou réprimées, du moins sur le papier, ne sont pas très rassurantes en matière de santé. En 2011, selon l'Observatoire français des drogues et toxicomanies[1], environ 40 % des jeunes de dix-sept ans avaient déjà expérimenté le cannabis, et 6 % en étaient même devenus des consommateurs réguliers. Pour les autres formes d'addictions, les chiffres ne sont pas plus rassurants. Le tabac et l'alcool comptent respectivement 31,5 % et 10,5 % de consommateurs réguliers parmi les adolescents.

Les statistiques pour le reste de la population française (dix-huit/soixante-quinze ans) sont de la même veine : 30 % d'accros au tabac, 20 % de buveurs réguliers et 2 % de fumeurs de cannabis. Et il faudrait encore ajouter d'autres formes d'addiction comme la surconsommation de médicaments ou le dopage, y compris chez les sportifs amateurs. L'addiction aux jeux pourrait encore leur être associée. Elle se combine d'ailleurs souvent avec la dépendance à l'alcool et/ou au tabac. Mais surtout elle provoque nombre de dégâts collatéraux sur l'organisme, par le biais d'un stress permanent. En outre la cyberdépendance, l'addiction aux jeux vidéo, des conduites telles que l'anorexie ou la procrastination[2] pourraient être assimilées également à des conduites addictives.

---

1. Baromètre santé 2010 (INPES), ESCAPAD 2011 (OFDT), ESPAD 2007 (OFDT), HBSC (service du rectorat de Toulouse).

2. Le procrastinateur n'arrive pas à se « mettre au travail », il renvoie toujours au lendemain, surtout lorsque ce qu'il a à faire ne lui procure pas de satisfaction immédiate.

Un problème de santé majeur

« Les addictions posent, en France comme à l'échelle européenne et dans le reste du monde, un problème de santé publique majeur, dont les impacts sont multiples : sanitaires, médicaux et sociaux », d'après le ministère de la Santé[1]. Toujours d'après ce même ministère, la consommation de substances psycho-actives est responsable en France de plus de 100 000 décès évitables, soit par accidents, soit par maladies. On dénombre près de 40 000 cancers. Les conduites addictives interviennent ainsi dans environ 30 % de ce qu'on appelle « la mortalité prématurée », c'est-à-dire avant soixante-cinq ans.

En 1975, l'OMS (Organisation mondiale de la santé) a défini la dépendance comme : « Un état psychique et parfois physique, résultant de l'interaction entre un organisme vivant et un produit, caractérisé par des réponses comportementales ou autres qui comportent toujours une compulsion à prendre le produit de façon régulière ou périodique pour ressentir ses effets psychiques et parfois éviter l'inconfort de son absence (sevrage). » Depuis, le terme « d'addiction » – un anglicisme – a supplanté celui de « dépendance » ; il désigne tout attachement nocif à une substance ou à une activité. La personne se livrerait à son addiction, malgré la conscience aiguë qu'elle a – le plus souvent – d'abus et de perte de sa liberté d'action. Ce qui n'est pas forcément vrai pour tous les individus.

Le Manuel diagnostique et statistique des troubles mentaux (DSM), la bible des psychiatres, présente l'addiction du moins dans sa version IV comme « un mode d'utilisation inapproprié d'un produit entraînant des signes physiques et psychiques ». Elle la classe parmi les maladies mentales

---

1. http://www.sante.gouv.fr/addictions.html

quand elle se manifeste par l'apparition d'au moins trois des signes ci-après, sur une période d'un an :

— une tolérance (ou accoutumance) qui se traduit soit par une augmentation des doses pour un effet similaire, soit par un effet nettement diminué si les doses sont maintenues à leur état initial.

— un syndrome de sevrage en cas d'arrêt ou une prise du produit pour éviter un syndrome de sevrage.

— une incapacité à gérer sa propre consommation, l'usager consomme plus longtemps ou plus qu'il ne le voulait.

— des efforts infructueux pour contrôler la consommation.

— un temps de plus en plus important est consacré à la recherche du produit.

— les activités sociales, culturelles ou de loisir sont abandonnées en raison de l'importance que prend le produit dans la vie quotidienne.

— une poursuite de la consommation malgré la conscience des problèmes qu'elle engendre.

Toutes les addictions ne sont pas de même importance. Et leurs conséquences se trouvent être plus ou moins graves : de la banale assuétude à la caféine à la dangereuse dépendance aux drogues dures, type héroïne. Cette dernière peut engendrer des troubles physiques ou mentaux, voire même mener au décès du sujet. L'addiction peut être psychologique et/ou physique, le plus délicat à supporter est le manque. Ce ressenti de manque de la substance est le plus insupportable, lors d'un éventuel sevrage.

La question n'est pas récente, les êtres humains ont toujours utilisé depuis la plus haute Antiquité des « produits ». Il fallait soulager une souffrance ou rechercher comment se faire plaisir. Y a-t-il du mal à se faire du bien ! Le problème de santé commence avec l'abus répété, surtout dès l'installation d'une dépendance. Presque tous les produits concernés par l'addiction présentent cette « double face » : agréables, utiles, bienfaisants et thérapeutiques, d'une part ; nocifs, pathogènes et destructeurs, d'autre part. Tout est affaire d'optimum, une fois encore.

Prenons l'alcool, un verre de vin est un médicament ! En plus, il favorise la convivialité, voire la poésie ou la spiritualité. En revanche, son abus au quotidien débouche sur l'alcoolisme, une pathologie qui a son cortège de problèmes médicaux, familiaux et sociaux (voir chapitre 1).

La cocaïne a longtemps bénéficié d'un traitement de faveur, plus particulièrement appréciée pour ses qualités stimulantes et euphorisantes. Combien d'artistes, d'intellectuels ou surtout de politiques en usent… et rapidement en abusent. Dommage qu'il n'est pas de tradition de faire des contrôles de dopage lors des élections ! En levant les inhibitions, la cocaïne peut conduire à des actes de violence. Le sentiment de toute-puissance ressenti lors des prises peut engendrer des passages à l'acte, notamment sur un plan sexuel sans consentement du partenaire. L'augmentation de l'activité psychique dérive sur des insomnies, d'où une grande fatigue consécutive et des pertes de mémoire. Par ailleurs, naissent des troubles du rythme du cœur à l'origine d'accidents cardiaques, notamment chez des personnes fragiles et/ou qui consomment de fortes quantités de tabac ou de café.

Combattre son addiction

Pour tout être humain, le changement de comportement est sans doute l'acte le plus délicat, dans la mesure où il s'inscrit en rupture avec des besoins et toute une trajectoire de vie. Ce qui est certain – ou du moins s'avère très exceptionnel – est de penser qu'il suffit de modifier les idées d'une personne pour que celle-ci adopte d'elle-même un comportement plus adéquat. S'il suffisait d'inculquer de « bonnes idées » pour qu'un comportement supposé plus adéquat se mette en place, cela se saurait ! Bien loin de nous cependant l'idée de dire ici que toute information est inutile ; nombre de résultats positifs ont pu être observés chez les personnes volontaires. Les informations de santé peuvent susciter réellement des prises de conscience et modifier un comportement.

Les éléments d'un changement de comportement

Le changement de comportement pour faire face à une addiction demande en premier que la personne ait le désir de changer, c'est-à-dire en termes grand public, qu'elle soit motivée. Cette motivation[1] indispensable repose sur un ensemble de paramètres que chaque personne doit chercher à clarifier au préalable :
— ses besoins
— son projet d'être, de faire ou d'exister en général
— le sens qu'elle y met
— le plaisir qu'elle peut en retirer et pour certains le bonheur ou la joie.
En outre, encore faut-il qu'elle ait une bonne estime de soi et qu'elle saisisse un fort sentiment d'autonomie.

---

1. J'utilise de préférence un terme du XVIIIe siècle, la *libido sciendi*, pour parler de désir de changer, plutôt que celui habituel de motivation, souvent chargé de behaviorisme, c'est-à-dire de conditionnement.

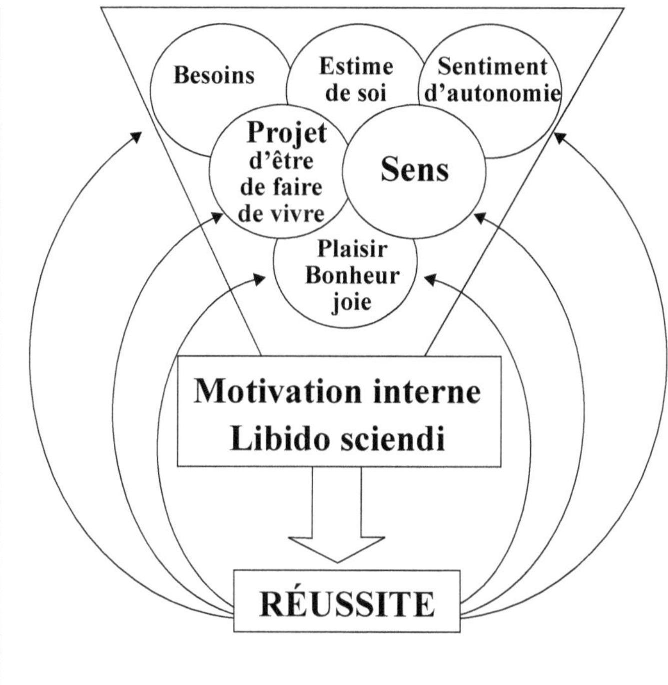

Cocktail des éléments favorisant la motivation

Si l'information et une éventuelle formation sont nécessaires, elles ne sont pas automatiquement « toute-puissantes ». Le corps médical en est un parfait exemple, nombre de soignants sont convaincus de l'influence du tabac sur les tumeurs du poumons ou de la vessie, et ne parviennent pourtant pas à cesser de fumer ! S'ils ne peuvent franchir le pas, ce n'est pas parce que leurs conceptions leur dictent de ne pas le faire, mais parce que d'autres paramètres s'y opposent grandement. Le passage du « dire au faire » est un saut en soi ; et celui-ci est d'autant plus difficile quand il est suggéré ou ordonné de l'extérieur ou/et quand la personne est fragilisée par l'irruption d'une maladie.

Arrêtons de fumer...

Difficile de proposer une « méthode » pour arrêter de fumer. Pourtant il en existe de nombreuses sur le marché, et les publicités se multiplient dans les magazines. Elles vont des substituts nicotiniques – patchs, gommes, pastilles, chewing-gum, inhalateurs... – aux méthodes dites naturelles comme l'acupuncture, l'homéopathie, la sophrologie, la relaxation, le yoga.

Pas aisé de dire ce qui va marcher pour tel individu... Chaque personne doit rencontrer ou inventer la sienne. Certains décident du jour au lendemain et arrêtent immédiatement. D'autres suivent plusieurs formations *ad hoc* et rechutent. Le changement est complexe mais pas impossible. L'important est de comprendre ses propres besoins, ceux qui se jouent à travers une simple cigarette :

— besoin de rencontre dans l'offre d'une cigarette

— besoin d'exister, d'avoir de l'assurance à travers l'usage de ses mains, de ses postures

— besoin de se projeter dans son acteur favori

— besoin de son petit plaisir au milieu des contraintes quotidiennes

— besoin de s'affirmer, de sortir des empreintes familiales (pour les jeunes)

— etc.

Les raisons qui poussent à fumer sont multiples, rarement uniques. Pour les possibilités d'arrêter de fumer, c'est la même chose. Afin de réussir, il faut savoir qu'il y a des « trucs », des stratégies et surtout une « déprogrammation personnelle » à envisager. Cherchons donc ce qui correspond à notre personnalité.

La déprogrammation repose sur un changement de nos façons de penser et de faire afin de diminuer ou d'éliminer notre exposition aux choses, aux personnes et aux situations qui nous portent à fumer. En devenant accro à la cigarette, nous devenons dépendant pas seulement d'un point de vue physiologique : le besoin de nicotine, mais également aux niveaux psychologique, anthropologique et comportemental. Inconsciemment, nous avons mis en place des façons de penser, de ressentir, de se positionner et sommes pleins d'habitudes : on parle de « réflexes de fumeurs ». De telles façons de penser, habitudes, réflexes, ne se modifient pas en avalant simplement une gomme. Il nous faut en éprouver la nécessité – concentrons-nous sur nos motivations, notre objectif – et ensuite mettons en place les moyens d'y arriver. Nous pouvons éventuellement chercher du soutien auprès d'une personne ou d'un groupe qui a fait la même démarche. Et surtout récompensons-nous régulièrement avec l'argent économisé des cigarettes pour un rêve que nous souhaitions vraiment réaliser.

D'où l'importance d'avoir une stratégie. Celle-ci se résume en trois mots : retarder, éviter, substituer. Et pour cela, suivant notre propre personnalité, des « trucs » peuvent faciliter la tâche :

— commencer par fumer quelques cigarettes de moins par jour

— retarder l'heure de la première cigarette du matin

— refuser les cigarettes que l'on nous offre

— laisser le paquet de cigarettes, le briquet et le cendrier loin de nous

Mais l'important est ailleurs, il faut substituer au comportement de fumeur un autre comportement. Nous avons entraîné notre corps à dépendre de la cigarette, il est donc très important de faire des activités qui procurent autant de plaisir et nous occupe : la rencontre, l'improvisation, le chant, la musique, le bricolage, le jardinage, etc.

Occupons nos mains autrement. Apprenons à bouger, à avoir des attitudes autres, sans cigarette. Occupons notre bouche ! gomme, bâtonnets de carotte, de céleri, paille. Relaxons-nous ! Faisons-nous masser. Étirons-nous en prenant de grandes inspirations ou en bâillant, embellissons notre environnement...

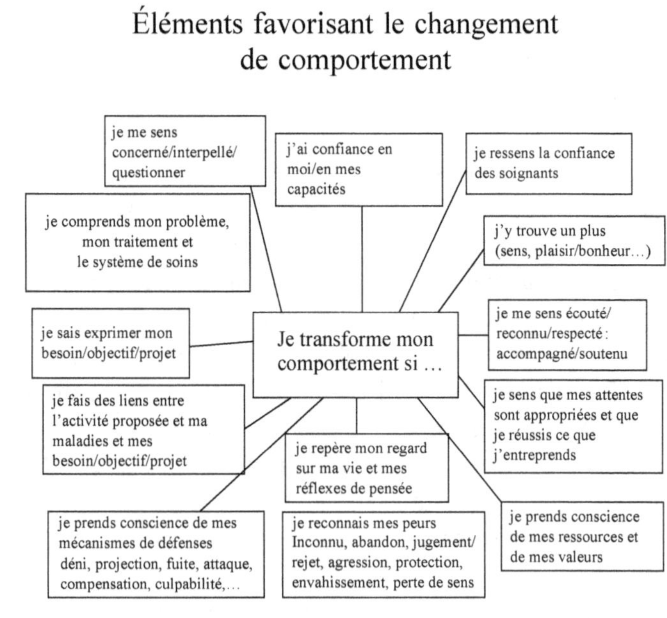

Éléments à mettre en place dans sa vie pour avoir quelques chances de changer son comportement

Pour envisager de changer face à une addiction, un ensemble d'éléments-levier sont à convoquer dans sa vie. La psychologie s'interroge depuis longtemps sur les moyens de modifier les comportements anti-addiction. Travailler seulement sur les représentations et supposer que la personne est mal informée est insuffisant pour provoquer un changement. Les déterminants sont nombreux et à différents niveaux. Et au niveau personnel, les comportements sont imbriqués dans un mode de vie qui impose des contraintes et des habitudes. Non seulement nous ne sommes donc pas les êtres aussi rationnels que nous l'imaginons. Mais, nous sommes également fortement limités dans notre capacité à clarifier nos propres choix et même à les expliciter une fois réalisés. Autant d'éléments à travailler et à mettre en dynamique (voir schéma ci-contre).

Cela ne signifie pas non plus que rien ne soit possible ; bien au contraire, l'observation de personnes qui ont franchi le pas montre qu'il suffit parfois de fort peu de choses… Des personnes peuvent décider d'arrêter de fumer ou de boire et le faire immédiatement. D'autres peuvent suivre des formations anti-addiction ou participer à des réunions d'associations abolitionnistes comme les alcooliques anonymes et ne rien pouvoir changer. Le changement de comportement apparaît – il faut bien le dire – comme un processus le plus souvent mystérieux. Ce qui ne veut pas dire non plus que rien n'est prévisible ou qu'aucune intervention n'est vouée irrémédiablement à l'échec… Il est seulement complexe, à l'image de la vie elle-même. Il est le produit d'un ensemble de paramètres multiples, souvent contradictoires, qui interagissent les uns sur les autres[1]. Aujourd'hui, il devient possible de les repérer, certains s'avèrent favorables dans la limite d'un seuil, d'autres agissent en négatif, des synergies sont à envisager.

---

1. Depuis plus de soixante ans, les psychologues sociaux, depuis Kurt Lewin, ont fait de cet aspect un sujet d'étude très passionnant. Ces études ont été reprises en psychologie par l'École de Palo Alto et en didactique des sciences par le Laboratoire de didactique et épistémologie de l'université de Genève. Ainsi il existe un ensemble de données sur les résistances, sur les possibles éducatifs, sur lesquels l'équipe de soignants peut s'appuyer pour accompagner une personne à transformer son comportement.

> Rituelles, sacrées, conviviales ou facilitatrices, les addictions nous sollicitent en permanence. Essayons de mettre en place d'autres « plus » de vie pour les éviter… Et si nous voulons en sortir, essayons surtout de travailler sur soi pour transformer notre comportement[1]. Pas évident, mais possible…

---

1. Rendez-vous chapitre 11.

6. Le soleil naturellement !

Par tous les temps, le soleil est décrié dans les magazines dits « de santé ». À l'approche de l'été, des articles – des marronniers bien sûr ! – nous présentent le soleil comme notre véritable ennemi mortel ! Sont dénoncés tout à la fois le « coup de soleil » désagréable, cette véritable brûlure qui va d'une simple rougeur jusqu'à une brûlure du second degré avec de grosses cloques, les cancers de la peau[1], sans oublier l'herpès solaire. Certes, une trop longue exposition sur la durée est encore le facteur principal du vieillissement de la peau, avec force rides et flétrissement ou l'épaississement de l'épiderme responsable de poussées d'acné parfois importantes dans les jours qui suivent l'arrêt de l'exposition[2]. Les rayons ultra-violets A (UVA) agissent aussi bien au niveau de l'épiderme que du derme ; progressivement ils détériorent les fibres élastiques qui sous-tendent notre peau.

---

1. En 2006, le dioxyde de titane, que l'on trouve dans certaines crèmes solaires, a été classé dans la catégorie « cancérogène possible pour l'homme » par le Centre international de recherche sur le cancer. L'oxybenzone, utilisé comme un filtre ultraviolet et le retinyl palmitate, sont également soupçonnés d'augmenter les risques de cancer et de causer des perturbations hormonales.

2. Certains médicaments exigent des précautions particulières, ils peuvent favoriser l'apparition de réactions cutanées (allergies, coups de soleil).

Mais quoi de plus simple et de plus fort que le soleil pour reprendre vie, pour favoriser son humeur ? La solution est toute trouvée, consommation oblige : tartinons-nous avec force crèmes et huiles solaires pour nous protéger efficacement. Pourtant les mélanomes et autres cancers cutanés sont en constante augmentation[1]. Des suivis scientifiques[2] montrent que les personnes qui se crèment largement développent davantage de cancers de la peau. On pourrait suspecter l'inefficacité de certains produits solaires ! La raison principale est tout autre. Se croyant totalement protégés, ces adorateurs du soleil n'hésitent pas à prolonger plus que de raison leur exposition censée améliorer leur hâle.

Le soleil ne peut être que bonheur !

Quand on prend en compte ces risques, l'exposition au soleil se trouve être un « outil de santé » et un art de vivre de tout premier plan… Notre bel astre dope le moral ; quel plaisir de ressentir sur sa peau sa douce chaleur et combien d'effets bénéfiques sur notre corps. Tout est affaire de dosage… C'est ce qu'ont compris instinctivement les habitants du Sud ! Historiquement, ils ne sortaient pas sans être couverts. Personnellement, je ne m'attarde jamais sous un soleil de plomb surtout à l'heure de midi, en juillet et août. J'aime le soleil à l'ombre d'un pin ou d'un chêne vert. C'est une culture qui m'a été transmise dans mon enfance et que je continue à cultiver. Vive le soleil à… l'ombre !

---

1. Ces derniers se développent plus souvent sur des coups de soleil antérieurs. Cependant, les mécanismes de ces cancers sont complexes. Certes intervient l'action directe des UV sur l'ADN des cellules de la peau ; mais interviennent également la production de radicaux libres et bien sûr l'état mental de la personne.

2. Environmental Working Group, rapport protection solaire, 2010 ; Food and Drug Administration (FDA), juin 2010.

Si les UV à forte dose détériorent notre système immunitaire qui prévient les cancers, un « peu » de ces dites longueurs d'onde est un puissant stimulant dudit système qui participe de la prévention des cancers… et pour commencer de la peau ! Et ce n'est pas la seule de ses vertus… Les rayons du soleil sont les principaux intervenants de la synthèse de la vitamine D, un vrai joyau bénéfique. Plus la peine de faire des cures d'huile de foie de morue comme ce fut la mode au milieu du XXe siècle pour prévenir le rachitisme de l'enfant. Grâce à cet astre, notre corps la fabrique et même la stocke en partie. Et cette vitamine permet l'absorption du calcium et du phosphore par le tube digestif. Elle évite ainsi également l'ostéoporose chez l'adulte. En plus de la santé des os, cette amie de la vie possède plein d'autres grandes vertus comme la prévention de la dégénérescence maculaire[1], un meilleur fonctionnement hépatique, thyroïdien et cérébral ou encore une action réparatrice sur l'ADN.

Ajoutons que le soleil est bien évidemment indispensable à la vie puisqu'il réchauffe la Terre et permet la photosynthèse. Il est le meilleur remède anti-déprime. Depuis une trentaine d'années, la dépression saisonnière de l'hiver dans les pays du Nord est reconnue comme une authentique maladie par la médecine. Nous avons tous besoin de notre dose de lumière solaire, faute de quoi certains d'entre nous sombrent dans cette forme de dépression plus ou moins grave pouvant aller jusqu'aux pensées suicidaires.

Pensons encore à la sensation de plaisir induite par les premiers grands rayons de soleil du printemps. Tout est donc dans la bonne dose. Cela dépend de la saison, de l'heure de la journée, du type de peau, du hâle déjà acquis, de l'état de santé, du régime alimentaire et de l'activité

---

1. La dégénérescence maculaire résulte de la détérioration de la macula, une petite zone de la rétine située au fond de l'œil.

physique au cours de l'exposition. Tout dépend encore une fois de la personne et de son environnement.

Il nous faut trouver ici encore notre équilibre en la matière. S'exposer progressivement et régulièrement tout au long de l'année, du moins quand cela nous est possible. Il n'y a pas de temps idéal. La bonne durée, c'est celle qui anticipe tout rougissement ! Par exemple, les visages pâles qui rougissent en 15 minutes ont intérêt à s'exposer 5 à 10 minutes maximum en dévêtant la plus grande partie du corps. Une personne plus foncée peut s'exposer un temps plus long. Petit conseil supplémentaire : évitons de nous savonner dans les heures qui suivent l'exposition. Cette pratique limite la synthèse de la vitamine D, annulant tout le bénéfice.

Oublions les crèmes et les huiles !

La meilleure des protections solaires est celle que l'on ne met pas ai-je tendance à dire ! D'abord parce que les huiles solaires sont une catastrophe pour l'environnement, notamment pour la flore. Elles répandent un très fin film filtrant à la surface de l'eau ; les micro-algues reçoivent moins de lumière, elles diminuent la production de photosynthèse, avec pour conséquence moins de nourriture pour les animaux herbivores. En plus, huiles et crèmes agiraient sur les poissons comme des perturbateurs endocriniens.

Le plus grave est cependant pour nous, les filtres UV n'ont rien d'inoffensif pour notre santé. Les publicités se privent bien d'en parler jusqu'à présent. Notre peau malheureusement n'est pas une barrière infranchissable... Ces filtres passent en partie au travers et se retrouvent dans notre sang.

Comment choisir sa crème solaire ?

Les crèmes solaires sont malgré tout des armes indispensables contre les cancers de la peau. Pas question de s'en passer… mais pas n'importe lesquelles… Évitons celles qui contiennent des filtres chimiques. Elles impactent notre santé et l'environnement mais aussi elles ne deviennent actives que 25 à 30 minutes après leur application.
Évitons donc les crèmes qui contiennent :
— Benzophénone-3 /-1 / -2
— 4,4′-dihydroxybenzophénone
— 4-méthylbenzylidène camphre (4-MBC)
— 3-benzylidène camphre (3-BC)
— Méthoxycinnamate d'éthylhexyle
— Octyl-méthoxycinnamate (OMC)
— Octocrylène (OC)
— Acide para-aminobenzoïque (PABA)
— Padimate O
— Octyl salicylate
Privilégions plutôt les filtres minéraux, mais attention, sans nanoparticules !

Des chercheurs suisses en ont même détecté dans le lait maternel[1] ! D'autres études ont montré des risques de malformation de bébé chez la femme enceinte[2] ou encore que les filtres chimiques s'attaquaient à la fertilité de l'homme,

---

1. Schlumpf M., Kypke K., Wittassek M., Angerer J., Mascher H., Mascher D., Vökt C., Birchler M., Lichtensteiger W., « Exposure patterns of UV filters, fragrances, parabens, phthalates, organochlor pesticides, PBDEs, and PCBs in human milk : correlation of UV filters with use of cosmetics ». *Chemosphere*. 2010 Nov ; 81 (10) : 1171-83.
2. Schlumpf M., Schmid P., Durrer S., Conscience M., Maerkel K., Henseler M., Gruetter M., Herzog I., Reolon S., Ceccatelli R., Faass O., Stutz E., Jarry H., Wuttke W., Lichtensteiger W., « Endocrine activity and developmental toxicity of cosmetic UV filters-an update ». *Toxicology*. 2004 déc 1 ; 205 (1-2) : 113-22.

en plus d'empêcher la peau de synthétiser de la « super » vitamine D.

Et si nous fabriquions notre propre protection solaire ? Dans les pays méditerranéens, les pêcheurs, jusqu'à une époque récente, s'appliquaient un mélange d'huile d'olive et de jus de citron. C'est la recette qu'utilisait ma grand-mère, elle n'avait à la fin de sa vie que peu de rides ! L'odeur n'est plus à la mode mais on s'y habitue très vite. Le pouvoir antioxydant du citron et celui de l'huile s'additionnent parfaitement. Mieux qu'une simple protection, c'est un élixir de santé. Il donne à la peau un aspect des plus satiné ; elle devient d'un toucher très agréable. Nous pouvons d'ailleurs l'utiliser pour nos massages. Bien sûr, mettons cette potion magique après le bain, pour ne pas polluer la mer ou la rivière. Pas la peine de prendre une douche aussitôt sorti de l'eau. L'huile facilite la pénétration des oligo-éléments marins.

Le mieux toutefois est donc notre propre hâle. Mettons-nous au soleil progressivement ou profitons de sa belle lumière mais à l'ombre, comme l'aiment à le pratiquer les gens du Sud. J'insiste !

Au moindre de ses rayons, prenons une « pause soleil » ! La vitamine D, la vitamine soleil possède des vertus formidables pour notre métabolisme et pour la protection contre plusieurs cancers.

Mais c'est surtout sur l'humeur que le soleil a un rôle sans égal. Gens du Nord, mettons-nous au soleil dès que possible. Les bras et le visage suffisent !

Au Sud, protégeons-nous au alentour de midi. Évitons les crèmes et les laits solaires. Le soleil à l'ombre, une accoutumance progressive et des protections à base d'huile d'olive sont à privilégier.

II.

Devenons notre propre
coach santé

Pour entretenir et favoriser notre santé, pour aller vers notre « sérénité », tentons de mieux comprendre notre corps. Sans notre organisme, nous ne serions rien ! Que se passe-t-il dans son « for intérieur » ? N'attendons pas d'être malade, comme je l'ai été, pour commencer à nous y intéresser. À l'école et pendant mes études universitaires, même en physiologie, je n'avais rien appris ou presque. Beaucoup d'élèves en ont une image rébarbative. Plutôt désolant… Les quelques savoirs transmis étaient trop théoriques, trop éthérés pour prendre sens : des organes, des systèmes, des formules chimiques. Aucun lien réel avec la vie, notre vie…

Comment fonctionne vraiment notre corps ? De quoi sommes-nous faits ? Pas question de plancher sur les nombreux Traités d'anatomie et de physiologie, les sciences qui étudient la structure et le fonctionnement de cette magnifique « multinationale » qu'est notre corps, sont plutôt assommants. Ce qui importe surtout est de connaître nos ressources, nos besoins et surtout notre grand potentiel, celui sur lequel on peut prendre appui pour favoriser notre être.

Pour l'instant, seuls quelques-uns en ont pris conscience. Peut-être que ce mouvement va enfin s'accélérer... Google s'est mis sur le domaine ! Cette société bien connue du numérique « accélère » sur la diffusion des données sur ledit corps humain. À travers son projet *Baseline Study*[1], elle s'est investie d'une mission : détecter le plus tôt des maladies graves, telles que les maladies du cœur ou les cancers. Le projet doit permettre de savoir ce à quoi un corps humain en bonne santé doit ressembler... Par exemple, Google souhaite identifier ce qui fait que certaines personnes vivent avec peu de cholestérol, et donc ont moins de risque de développer une maladie cardiaque ou avec un taux de sucre réduit et ne font pas de diabète. Le fin du fin est ici de découvrir les interactions entre l'ADN, les enzymes et les protéines, ainsi que l'impact de l'environnement.

Cette approche demeure toutefois une démarche médicale classique. Dans ce cheminement vers la santé et le mieux-vivre, allons plus loin... Il ne faut plus voir la maladie comme un ensemble de symptômes à supprimer, ainsi que la médecine biomédicale le recommande. Ne soignons pas les symptômes, n'en restons pas à la seule recherche des causes immédiates. Profitons des désagréments de la maladie pour trouver la véritable source. Au-delà des seuls microbes, belle excuse ou grande facilité, essayons de repérer les facteurs cachés : qu'en est-il du « terrain », de notre

---

1. En septembre 2013, le moteur de recherche a annoncé la création d'une nouvelle entreprise, Calico, destinée à améliorer la recherche scientifique pour « augmenter la durée de vie des hommes ».

terrain ? Envisageons également l'hérédité, nos parents nous ont-ils légué des gènes défectueux ? N'oublions pas l'environnement et nos réactions avec celui-ci à travers nos comportements parfois très débridés. Ne négligeons pas nos traumatismes – infantiles ou transgénérationnels – et bien sûr nos mal-vivre, nos angoisses et nos stress. Notre corps les conserve en mémoire…

Mais d'abord, faisons mieux connaissance avec notre corps et son incroyable potentiel, y compris dans la guérison. Écoutons-le pour savoir où nous en sommes de notre potentiel santé et faisons-nous du bien pour ne pas tomber dans la fragilité. Place plutôt à une certaine quiétude ! N'attendons pas de nous faire dicter des consignes de vie, ne remettons pas nos corps entre les seules mains des professionnels de santé qui ne le regardent que par le bout de leur lorgnette ! Ce qui ne doit pas pour autant nous empêcher de consulter.

Prenons en main nos propres responsabilités. Repérons par nous-même quelle « cure santé » nous pourrions entreprendre au quotidien, sans forcément faire un séjour dans une station de cure traditionnelle. Les sciences biologiques et médicales mettent à disposition nombre de données qu'on peut s'approprier, si l'on est un tant soit peu curieux. Autant en profiter au plus vite… Tout cependant n'est pas que biologique… dans notre santé ou dans son corollaire la maladie. Le mental, la société interfèrent largement sur notre santé. La Nature nous donne nos organes, ensuite l'environnement et les rencontres les façonnent, nous façonnent. Les gènes seuls sans environnement n'expriment rien de leur potentialité. Notre cerveau possède également un immense potentiel d'investigation, de catégorisation et de mémorisation. Mais sans l'autre, sans la culture dans laquelle nous baignons, notre personnalité ne peut émerger. Prenons en compte tous ces paramètres et mettons en place une démarche transversale de « soin de soi » où nous sommes « l'auteur » principal. Quand cela devient nécessaire, les soignants ne sont que nos consultants.

Un travail sur soi est alors à faire émerger pour donner une direction, un chemin – on parle plutôt de sens aujourd'hui – à notre existence. Certes on peut s'inspirer de « maîtres » ou de professionnels, mais nous avons tout le potentiel neuronal, affectif, cognitif en nous pour y parvenir. Donnons-nous seulement un peu de temps et pratiquons seulement un peu d'épistémologie[1] pour repérer en nous ce qui nous fait du bien, ce qui nous porte et nous fait vibrer… et laissons-le s'exprimer et s'enrichir en interaction aux autres et à la culture !

---

1. Le mot paraît toujours barbare, bien qu'il soit de plus en plus fréquent. Schématiquement, il s'agit de faire une réflexion sur… Par exemple, l'épistémologie des sciences est une réflexion sur l'histoire, le fonctionnement et la place des sciences. L'épistémologie de soi est une réflexion sur… soi, ce qu'on est, ce qu'on fait, ce qu'on aimerait être…

7. Un corps à haut potentiel

N'avons-nous pas souvent l'illusion que la société contemporaine « découvre » le corps, et dans le même élan, depuis 1968, s'en est libérée ? Avant, aucune « civilisation du corps » n'aurait existé, nos ancêtres l'auraient même méprisé, voire martyrisé pour l'introduire dans la norme. Pourtant dans l'Antiquité ou à la Renaissance, le corps a été largement exalté. Pensons aux Jeux Olympiques antiques où l'anatomie corporelle était magnifiée. Au XVIIIe siècle, nombre d'auteurs dont le philosophe Rousseau ou le naturaliste Buffon luttent pour l'affranchir des contraintes que la société lui impose. Ils protestent contre le corset des femmes, considéré comme « pressoir à corps » ou l'emmaillotage des bébés…

Depuis la médecine, la physiologie, la psychologie, l'anthropologie, la sociologie s'en sont largement emparées. On doit à Karl Marx, puis à Foucault l'idée selon laquelle le corps est objet d'un façonnage organisé sous l'influence des pouvoirs diffus, à travers divers dispositifs contraignants : agencement d'une prison, d'un atelier de travail ou même d'une salle de classe. Il s'agit de lui rendre sa liberté !

Les milieux de la santé ont tenté de leur côté de transformer pratiques et habitudes. Depuis 1945, l'OMS considère la santé comme un « état de bien-être complet ne se caractérisant pas seulement par l'absence de maladie » où le corps tient une place capitale. Pourtant la santé continue de rimer avec la maladie ou la prise de compléments alimentaires ou mieux désormais des alicaments. Pour les magazines féminins, le corps est devenu ce qu'on nomme dans la presse un « marronnier », c'est-à-dire un sujet permanent. Toutefois, seule l'apparence est traitée, tout en l'enfermant essentiellement dans une consommation effrénée de produits en tous genres.

Le corps tabou

En fait, le corps reste un grand tabou dans nos sociétés occidentales ! Au début du XVIIe siècle, René Descartes considérait qu'il était plus facile de parler de l'esprit que de traiter du corps des êtres humains. Les retours en arrière en matière de corps sont constants. Les seins nus par exemple, bien légaux en Europe, régressent sur les plages. Les marchands de maillots de bain disent vendre plus de maillots une pièce que de bikinis. La mode est même aux hauts de deux-pièces coupés comme des débardeurs. La pudeur s'empare à nouveau des nouvelles générations.

Quant à sa connaissance, elle demeure de plus limitée pour le commun des mortels. Certes le corps humain est au programme de l'école, mais qu'enseigne-t-on vraiment ? En sciences de la Vie, on présente un corps machine, décomposé en systèmes, mécanismes : les grandes fonctions et les organes correspondants : la « locomotion », la « digestion » et la « respiration » L'enseignement de cet organisme valorise les tuyauteries ou les rouages ! Il renvoie à des notions de commande, de maîtrise ; on présente une organisation pyramidale où les ordres partent du cerveau. Avec le développement de la génétique, tout se réduit à une affaire de gènes et d'ADN.

Le corps est également parfois présent en éducation physique devenue sportive (EPS). Cette dernière s'est certes éloignée de l'entraînement militaire et de la gymnastique médicale des XIXe et XXe siècles. Elle se voudrait contribuer « à l'épanouissement harmonieux du corps, de la sensibilité, de la volonté, de l'intelligence, et elle favorise la santé psychique et physique de l'élève ». En sus, elle souhaiterait « valoriser l'épanouissement, l'expression et l'autonomie », si l'on en juge par l'intitulé des programmes. Mais dans la pratique scolaire quotidienne, la culture sportive dominante assujettit toujours les corps. À quel moment prend-on vraiment en compte le corps repéré, ressenti ou désirant des élèves ? Tout est toujours affaire d'entraînement et d'efforts, voire de souffrances…

Rien d'étonnant que les enquêtes entreprises en fin de scolarité montrent le peu d'intérêt pour le corps. Dans les questionnaires sur les sujets préférés des enfants, celui-ci arrive très loin derrière les dinosaures, les volcans et les animaux d'Afrique ! Si des intérêts pour le corps se manifestent à l'école primaire, suscités par un enseignement qui se voudrait « actif », on ne peut pas dire que les cours du secondaire à son propos passionnent les élèves. L'impact paraît plutôt négatif, y compris en matière de sexualité. Les adolescents précisent très souvent que leurs questions, notamment celles en lien avec les changements corporels de la puberté, ne sont pas traitées. La connaissance du corps dans les programmes scolaires, sauf exceptions, accumulent données factuelles et questions non situées. Rien d'étonnant qu'ils s'en désintéressent.

Résultat : les personnes adultes présentent de grandes difficultés à localiser leurs organes. Quant à leur fonctionnement… Les reins sont situés trop bas, il est vrai qu'ils sont confondus avec le « mal au rein » qui est en fait un problème de dos. Pour l'hypophyse ou la prostate… Si j'en juge par les schémas que j'obtiens auprès des patients, n'est-ce pas plutôt la Bérézina ! L'hypophyse est souvent confondue avec la thyroïde, voire le pancréas. La prostate ne se limite pas à l'appareil sexuel ou au système urinaire, sa localisation est multiple !

En matière de digestion, un sujet pourtant quotidien, les difficultés repérées à l'école maternelle sur le trajet des aliments dans le corps se retrouvent pratiquement inchangées jusqu'à la fin de la scolarité ! Pourtant ce concept fait l'objet de 3 à 5 enseignements… Les mêmes obstacles rencontrés chez des jeunes enfants de l'école maternelle se retrouvent inchangés chez les adultes. La digestion, phénomène quotidien pourtant, est largement incomprise de la grande majorité de nos contemporains. Nous vivons vraiment à côté de ce que nous sommes ! N'attendons pas d'être malade pour commencer à nous intéresser à notre corps… Connaître les grands processus de notre corps contribue à mieux comprendre notre santé, et surtout comment la conserver ou comment la rétablir.

On pourrait continuer de la sorte sur les autres domaines de l'organisme. Comment sont fabriquées les urines ? D'ailleurs pourquoi parle-t-on des urines au pluriel ? Il en va de même en matière de respiration. Que fait l'air une fois arrivé dans les poumons ? Le plus incroyable est que nombre d'étudiantes en fin d'études ne maîtrisent même pas leur propre cycle menstruel. Elles ne connaissent pas les jours de fécondité, elles ne savent pas pourquoi le cycle débute avec le premier jour des règles !

Le plus grave est cependant l'absence de lien entre les organes et les systèmes (digestif, respiratoire…), et entre les systèmes entre eux, ainsi que la méconnaissance profonde de ce que jouent nos divers systèmes de régulation (nerveux, hormonal, immunologique). À ce seul niveau, on rencontre de puissants obstacles pour prendre soin de soi et pour prévenir les pathologies.

Une hypersophistication

Il n'est pas trop tard pour nous y mettre. Ce qui dépeint le mieux notre corps est son hypersophistication. Tout est d'une superbe et incroyable complexité de structure et de fonctionnement. Prenons par exemple l'élément de notre corps le plus détesté : le poil ! Contrairement à ce que voudrait la mode, les poils ne nous sont pas indifférents. Ce ne sont pas de simples suppléments d'âme comme les étale le célèbre tableau de Courbet, *L'origine du monde* présenté actuellement au musée d'Orsay. Pour la bonne santé du corps, ils détiennent un potentiel énorme. Certains nous sont même incontournables ! N'est-ce pas une hérésie de vouloir les supprimer à tout prix ?

Les poils protègent le corps, à commencer par les parties génitales, contre les irritations dues aux frottements que pourrait engendrer une sexualité trop musclée ! Mais pas seulement, les jambes et les bras sont également protégés contre les irritations dues aux frottements, hier des feuillages dans la forêt primitive, aujourd'hui des vêtements. Certains font dans la protection plus rapprochée, les cils et les sourcils protègent les yeux respectivement des poussières ou de la sueur. Les poils du nez et des oreilles ont une fonction appréciable, ils font barrage aux poussières et aux insectes à l'intérieur des narines ou des conduits auditifs. Les poils font partie intégrante du sens du toucher. Grâce aux réseaux nerveux ramifiés entourant les follicules pileux, les poils participent aux sensations tactiles. Leur présence intensifie pleinement le ressenti des caresses. C'est eux également qui détectent une chaleur intense et déclenchent le réflexe de recul. Il vous est sûrement arrivé de brûler vos poils avec une allumette sans que votre peau ne le soit.

Bourrés de récepteurs, ils sont très sensibles aux petites vibrations. Pensez aux vibrisses du chat – ce sont des poils –, ils sentent à distance la présence d'un corps étranger : un insecte avant qu'il ne nous pique, par exemple. Thermomètre avertisseur du système nerveux, les poils sont extrêmement sensibles aux variations de température. Ils détectent plus rapidement et de manière précise le changement ; ces informations sont essentielles pour que le corps réagisse rapidement à une variation brusque de température. Dans le même temps, ils protègent des pertes de chaleur l'hiver, notamment au niveau des cheveux – des poils également – car la chaleur monte. L'été, ils retiennent la sueur d'où un refroidissement plus efficace du corps. Les poils jouent le même rôle qu'un T-shirt pendant une canicule l'été. En absorbant la sueur, ils ralentissent l'évaporation et préviennent ainsi la déshydratation. Ce n'est pas pour rien qu'aux endroits du corps les moins exposés à l'air, soit aux aisselles et à l'aine, se retrouve la plus forte densité de poils.

Si les poils attirent toujours l'œil, un poil en tant que tel n'est jamais objet d'intérêt. Dommage ! La faute en revient à nos yeux très imparfaits qui ne nous permettent pas d'entrer dans la finesse du détail. Au microscope, un poil apparaît comme un chef-d'œuvre d'architecture… Le connaître permet de mieux le respecter. On ne s'arrache plus les poils de la même façon ensuite ! Voyons de plus près. Un poil se compose d'une sorte de tige libre qui semble transpercer la peau – c'est pile-poil le poil proprement dit – et d'une partie invisible enchâssée dans le derme, la racine. L'extrémité de celle-ci est renflée : c'est le bulbe. Là, le poil naît, se développe et grandit. Il y reçoit la nourriture apportée par les capillaires sanguins au travers d'une papille nourricière.

Un poil existe rarement seul, il vit entouré de multiples annexes. Une glande sébacée se trouve à son côté : c'est une usine à produire la crème protectrice pour la peau, le sébum, une huile qui lubrifie et assouplit. Le poil sert alors à faire écouler l'huile vers la surface de la peau et à l'étendre. C'est ce qui permet d'émollier la peau et d'obtenir ainsi une peau douce au toucher. Un muscle érecteur l'accompagne. Oui ! chaque poil est relié à un minuscule muscle ! Sa contraction, sous l'influence du froid, d'une émotion, est à l'origine du phénomène de la « chair de poule ». Sa base est encore bourrée d'électronique biologique. Là se trouvent nichées les multiples terminaisons des fibres nerveuses. Elles sont particulièrement sensibles à la chaleur et au contact. Leur rôle de récepteur tactile est stimulé par le changement de position du poil qui fonctionne comme un levier élastique.

Cependant c'est dans le poil lui-même qu'est concentrée la plus haute technologie du vivant. Un poil n'est jamais un vulgaire bout de ficelle. Chacun d'eux est constitué de trois cylindres imbriqués finement de façon concentrique les uns sur les autres. Du centre vers la périphérie, on les nomme : la moelle, l'écorce et la cuticule. La moelle est constituée sur toute la longueur du poil d'un quarteron de cellules en forme de polyèdre. L'écorce, elle, est particulièrement riche en cellules en forme de ballon de rugby, allongées dans le sens du poil. On peut en compter jusqu'à 50 000 dans un seul poil du pubis ! Toutes sont très riches en kératine, une protéine de consistance fibreuse qui lui donne sa rigidité et en mélanine, un pigment colorant également la peau et dont la quantité donne une coloration plus ou moins foncée. Enfin, la cuticule à l'extérieur se compose d'une seule assise de cellules plus riches en kératine, imbriquées finement comme les tuiles d'un toit, de telle sorte que chacune recouvre la partie inférieure de la cellule située au-dessous d'elle !

N'est-ce pas un scandale de vouloir les éradiquer ? Ne faut-il pas plutôt changer la mode et apprendre dès l'enfance à vivre avec ?

Pour continuer à nous convaincre de cette hypertechnologie qui organise notre corps, continuons par un organe. Prenons celui qui est également méprisé, parce que jugé peu noble, il s'occupe des rebuts du corps : le rein. On le compare souvent à une simple passoire qui filtre les déchets pour constituer les urines. En fait, le rein est un organe d'une extrême organisation en interne. Pas plus gros qu'un simple verre de vin ; il fait en mieux le même travail qu'un rein artificiel le plus moderne qui lui nécessite un mètre cube de volume ! Son secret : sous son apparence lisse, chaque rein loge un million de néphrons ; unité fonctionnelle et microscopique de cet organe, aussi fine qu'un cheveu. Pourtant chaque néphron comporte un glomérule rénal et un long tubule rénal, responsable de la filtration du sang.

Certes ils évacuent, la créatinine par exemple, un déchet issu du fonctionnement musculaire, est totalement exfiltrée tout comme l'urée et l'acide urique, des déchets provenant eux du métabolisme des protéines. Mais ils font mieux, nos reins recyclent en permanence à tout crin. Pour un petit pipi, 180 litres de sang les traversent chaque jour, soit 4,5 millions de litres au terme d'une existence de soixante-dix ans ! Au passage, 160 grammes de glucose, 70 grammes d'acides aminés et, surtout, 1,6 kilogramme de sels sont récupérés quotidiennement. Sans cela, il nous faudrait consommer, en sus de notre ordinaire, 1 800 kilos de protéines, 4 tonnes de sucres et 40 tonnes de sels dans une vie. Ces derniers sont absorbés en quantité variable, suivant la température ou l'activité. Ce qui permet de réguler l'équilibre des sels dans le sang et de maintenir l'homéostasie[1] de notre organisme.

Pour continuer à nous convaincre que nous ne sommes pas faits de rien, prenons notre foie, celui de la pseudo crise du même nom qui sévit quand je fais la fête ! Sous ses dehors flasques, granuleux et marron, le plus gros de mes organes est le siège d'une volée de processus, tous éminemment vitaux. Loin d'être seulement le vulgaire excréteur de l'alcool bu en trop, il s'avère d'abord un récupérateur hors pair, doublé d'un recycleur énergique. Il rameute le fer à dose presque homéopathique, un dixième de gramme par jour, à partir de l'hémoglobine. Puis le stocke, si nécessaire, avant de l'envoyer, flanqué d'une protéine, l'apotransferrine, dans la moelle osseuse des os, où de nouveaux globules rouges sont fabriqués.

Question nourriture, il facilite la digestion par la sécrétion d'un liquide, la bile, dans l'intestin. Cette sécrétion constituée des déchets du sang[2] – presque un demi-litre par jour – n'est pas jetée inutilement. Au passage dans

---

1. L'homéostasie est le maintien de l'ensemble des paramètres de l'organisme à un niveau pratiquement constant : la glycémie, la température, le taux de sels dans le sang, etc.

2. La bile est constituée de nombreux peptides provenant de la dégradation des protéines notamment de diverses hormones, des stéroïdes inactivés et oxydés venant de lipides, ainsi des pigments biliaires, issus de la destruction des anciens globules rouges. On peut y trouver également les drogues, les restes des médicaments absorbés, des toxines des microbes et le cholestérol en trop.

l'intestin, elle émulsionne les graisses, favorise à la fois l'attaque des enzymes qui digèrent les aliments et facilite leur assimilation au niveau de l'intestin grêle. Dans le même temps, elle diminue l'acidité de l'intestin et accélère l'absorption d'un sel minéral important pour les muscles, mais pas seulement eux : le calcium.

Dans le même temps, mon foie stabilise encore la glycémie, c'est-à-dire la quantité de sucre présente dans mon sang. En situation d'abondance, le glucose, ce sucre simple, est conservé sous forme de glycogène. En période de disette, l'organe en refabrique à la hâte, et le propulse dans le sang. Et ce n'est pas tout, notre foie a encore bien d'autres tours dans son sac. Il produit de l'acide lactique, il concourt à la synthèse de multiples substances (impossible de les énumérer par le menu, tant elles sont nombreuses) ; il fabrique les principales protéines du sang, à commencer par l'albumine, que l'on décèle dans les urines en cas de pépin de santé ; il participe au stockage de vitamines, en particulier de la vitamine K, indispensable à la coagulation du sang. Plus corsé à réaliser, mais sans problème pour lui : la production de prothrombine et de fibrinogène, deux agents de coagulation fort utiles quand nous nous blessons ; celle, encore, des lipoprotéines, des protéines complexes contenant des graisses et employées par le corps comme matériaux de construction ; celle, enfin, des hormones, ou plutôt des substances qui, une fois dans le sang, sous l'action d'autres substances… N'ayons pas le tournis, il faut nous y faire, notre corps est monstrueusement complexe ! Oui, ces substances deviendront des hormones. La plus connue est l'angiotensinogène qui, sous l'action de la rénine, une hormone produite par le rein, devient l'angiotensine, laquelle va agir à son tour sur une autre glande, la surrénale, située au-dessus des reins, pour faciliter, en retour, le fonctionnement du rein !

Des régulations multiples

Quand on prend conscience de cet incroyable fonctionnement, on se sent plus fort dans son corps[1]. Pensons que pour gérer un seul de ses constituants, l'eau, le corps entretient 5 milliards de capillaires, 160 millions d'artérioles et 500 millions de veinules. Les capillaires, à eux seuls, ont une surface d'échange de 300 mètres carrés, en d'autres termes la surface d'un terrain de basket-ball. Au-delà de cette complexité d'organisation, son identité repose d'abord sur la spécificité des interactions entre tous ses éléments et sur les multiples régulations mises en place pour la perpétuer ou la reproduire.

Chaque cellule, par exemple, forme à son minuscule niveau – un centième de millimètre – un système présentant à son tour des raffinements inouïs. Une simple cellule intestinale de quelques microns peut comporter jusqu'à 30 000 microvillosités pour faciliter l'absorption des nutriments. Une cellule nerveuse peut développer 12 000 prolongements pour communiquer avec un nombre équivalent d'autres cellules. Elle peut contenir des centaines de mitochondries – disons 1 000 à 2 000 dans les cellules du foie, lieu d'intenses activités énergétiques ou encore des dizaines de milliers de ribosomes qui synthétisent des milliers de protéines différentes.

Pour contrôler le tout, des procédés très stricts sont nécessaires. Il est vrai que des centaines de milliers de réactions chimiques très conflictuelles s'y déroulent à la seconde dans des milliers d'organites. Des millions de bits d'informations sont décodés simultanément sur les membranes par des récepteurs, d'autres en quantité similaire circulent en son sein grâce à des cohortes de messagers,

---

1. Pour mieux connaître l'incroyable organisation et les potentialités du corps, lire André Giordan, *Le Corps, la première merveille du monde*, Lattès, 1999.

sans compter celles stockées dans son noyau. Toutes les cellules et tous les organites, sans exception et sans discontinuité, se coordonnent les uns en fonction des autres...

Chacune de nos innombrables cellules est largement autonome dans son fonctionnement. Elle fabrique sa propre énergie et pratiquement tous les constituants indispensables, à son rythme propre et à partir de son économie individuelle. Elle possède d'ailleurs dans son noyau toute la mémoire génétique de l'individu. Pourtant, l'organisme n'est jamais réductible à une juxtaposition de cellules. Ces dernières n'utilisent qu'une infime partie de leurs potentialités génétiques. Tout y est profondément coordonné comme on vient de le voir. L'intégration est si bien faite que l'individu apparaît comme un tout. Toutes nos cellules sans exception « confrontent » leurs activités par échange d'informations et, le cas échéant, se suppléent.

Par exemple, l'ion bicarbonate, résultat d'une surcharge en gaz carbonique, peut être évacué par les reins si les poumons demeurent déficients. De même, tout communique avec tout, la plus petite cellule musculaire située dans la deuxième articulation de l'un des orteils droits reçoit et émet des informations, mais pas n'importe comment. Le réseau d'informations du vivant est multiple. Le système le plus usité est le système de type postal, le système hormonal. Des molécules porteuses d'informations se déplacent, ce sont des sortes de « cartes postales » à trois dimensions. Une nuance cependant, il n'y a pas d'adresse précise. Seules les boîtes aux lettres adéquates, celles qui possèdent les récepteurs adéquats, les reçoivent ou plutôt les captent !

Cette communication, bien sûr, est peu précise et plutôt lente. Un deuxième système, télégraphique cette fois, le système nerveux, y supplée. Des cellules spécialisées livrent directement et rapidement le message à la cellule près, celle qui a été sélectionnée pour son efficacité dans l'action à mener.

Chaque réseau de communication a des avantages, mais également des inconvénients. Le vivant ne cherche pas à les mettre stérilement en opposition pour perfectionner un système idéal. Il exploite les possibles de chaque méthode et prend en compte leurs limites. Il jongle entre les deux. Une telle concertation interne ne fait pas obstacle aux quêtes d'informations extérieures. L'organisme vivant reste perpétuellement ouvert sur l'extérieur. Car cet extérieur déjà hostile en lui-même est en constante modification : variations de température, de pH, de concentration ionique, de composition de l'air et d'humidité, modification de nourriture, agressions diverses, etc. En permanence, le vivant cherche à s'en accommoder.

Pour cette écoute, des organes de veille, dits « des sens », se sont spécialisés. Leur mission : rechercher toute information susceptible d'éclairer l'organisme. Mais pas question de crouler sous les données. Celles qui peuvent avoir des conséquences néfastes sont repérées en priorité. De plus, les informations sont filtrées, traitées et regroupées par des espaces prévus à cet effet : ganglions nerveux, bulbe rachidien… Puis croisées, comparées aux informations mémorisées.

Aucune décision n'est imposée du haut. Certes, on peut hiérarchiser des zones de coordination avec, au sommet, celles du cerveau, et, en son sein, le cortex pour les vertébrés supérieurs, mais ces structures n'ont aucun pouvoir de décision propre. Dans 99 % des cas, des arrangements sont trouvés et mis en œuvre, sans que les centres supérieurs en soient alertés.

Pour réaliser de tels prodiges, le corps humain a mis en place des systèmes de régulation, et même de régulation de régulations. Par exemple, quand l'eau vient à manquer, l'ensemble hypothalamo-hypophysaire, à la base du cerveau, est mis « au parfum ». Conséquence immédiate, cette zone émet un message sous la forme d'une hormone[1]. Une affaire d'une minute tout au plus, le temps requis pour que la vasopressine – c'est son nom – fasse le parcours hypophyse-rein grâce au sang, et les cellules de ce dernier réagissent en quelques secondes. L'eau est aussitôt réabsorbée en plus grande quantité par le rein. Dès qu'elle atteint à nouveau la valeur jugée « optimale », les osmorécepteurs perpétuellement sous pression, pourrait-on dire, en informent aussitôt le complexe hypothalamo-hypophysaire. La sécrétion de la vasopressine est immédiatement stoppée. Informé par absence d'information, « pas de nouvelle, bonne nouvelle », le rein réduit corrélativement la réabsorption de l'eau. Le liquide en trop se trouve immanquablement « liquidé » dans la vessie, puis évacué lors de la miction[2].

Ce principe est multiplié par diverses hormones ou des messages nerveux quand il faut réagir vite, que s'échangent en permanence les organes et qui sont tous régulés à différents niveaux. Et si ce n'est pas suffisant, les organes se coordonnent mutuellement pour compenser les défaillances ou les insuffisances du moment[3].

Devant autant de sophistication, nous pouvons faire confiance en grande partie à notre corps. Et en le comprenant mieux, nous pouvons éviter de l'entraver. Nous

---

1. La masse de cette molécule : 1,6.10-21 gramme. Un zéro gramme suivi de vingt zéro avant le un et le six. Tout juste 55 fois plus gros qu'une molécule d'eau. Pour avoir une idée de la petitesse : six mille milliards de milliards de molécules sont nécessaires pour faire un gramme d'hormone. Il n'y a jamais, d'ailleurs, une telle quantité dans l'ensemble du corps humain.

2. C'est le nom savant pour dire « uriner » !

3. Pour mieux comprendre la régulation de l'eau ou encore la complexité des reins, lire A. Giordan, *Comme un poisson rouge dans l'homme*, Payot, 1996.

pouvons franchement lui faciliter la tâche quand notamment on connaît bien ses besoins. Une diminution de la consommation du tabac et un combat contre l'hypertension artérielle en pratiquant des exercices physiques et réduisant la consommation de sel éviteraient ou retarderaient plus de 16 millions de décès parmi la population mondiale des trente à soixante-dix ans et éviteraient 21 millions de morts prématurées parmi les plus de soixante-dix ans. Une diminution de l'absorption de sucres et de graisses « cachées » avec une vie plus active stopperait la hausse considérable du nombre des personnes obèses et diabétiques[1]. N'oublions pas que notre corps aura toujours son mot à dire si on lui impose trop de contraintes…

Tentons de mieux connaître notre corps ! Prenons conscience de son haut potentiel. Ce qui le dépeint le mieux est son hypersophistication : tout est d'une superbe et incroyable complexité. Pour réaliser de tels prodiges, le corps humain a mis en place des organes aux processus invraisemblables. Ce qui fait son génie sont ses multiples systèmes de régulation qui le maintiennent en équilibre en permanence. Quand on prend conscience de son incroyable fonctionnement, on se sent plus fort. En le comprenant mieux, nous pouvons éviter de l'entraver. Mieux ! Nous pouvons franchement lui faciliter la tâche, notamment en prenant conscience de nos besoins.

---

1. Vasilis Kontis et al. « Contribution of six risk factors : a modelling study », *The Lancet*, 2014, volume 384, 9941, p 377-468.

8. Écoutons notre corps :
il nous parle...

Connaître son propre corps, en comprendre « ses tours et ses détours » est un bon premier pas de santé ! On évite quelques désagréments comme croire que le tour de rein est lié aux supposés reins, alors qu'il s'agit d'un mal au dos (voir chapitre 7). « Les rognons », comme on dirait pour les animaux, sont situés plus haut dans le dos. Dans le cas d'une sciatique, quelques soins erronés peuvent être évités, comme la friction du pied, alors que tout se joue au niveau des vertèbres[1] ! De même, le mal de cœur n'est pas affaire de muscle cardiaque ou la crise de foie n'a rien à voir avec les problèmes hépatiques !

Les exemples de ce type sont multiples. Et il m'a toujours paru judicieux d'avoir une bonne représentation de son propre corps quand on veut discuter efficacement avec son médecin. Que de confusion quand le soignant prend son patient à la lettre ou vice-versa quand celui-ci donne

---

1. En cas de lombalgie, de tour de rein ou de lombago, la douleur est habituellement localisée au bas du dos et aux fesses. Si sciatique, la douleur est ressentie d'un seul côté du corps, dans une fesse et tout le long d'une jambe jusqu'au pied.

des conseils. Combien de fois ai-je vu des patients diabétiques se centrer sur la pupille, suite à l'injonction de « prendre soin du fond de leurs yeux[1] ».

En particulier, la connaissance des processus, notamment du métabolisme, est essentielle pour les personnes qui font un régime pour maigrir. Sauter un repas par exemple est un réflexe fréquent et pourtant combien contre-productif. Le corps s'habitue à faire des réserves… de graisse pour tenir la journée entière ! De même, une activité sportive intense ne brûle pas ces satanés kilos en trop. Ce sont les sucres qui sont consommés en priorité ; la personne appauvrit ses muscles. En lieu et place, il vaut mieux envisager une marche rapide sur la durée, plus efficace pour perdre du poids.

On pourrait allonger cette liste. Mais il est un savoir plus prioritaire à se « mettre dans la tête » me semble-t-il : mon « corps me parle » !… Encore faut-il être à son écoute, savoir le ressentir et le décoder. Il nous parle de nos petites douleurs et de nos grandes souffrances. À nous d'en finir avec nos bobos pour aller vers un certain soin de soi. En effet, tout est contrôlé en interne ; chaque organe envoie de nombreux et précieux signaux sur son état au cerveau… Nous n'avons pas forcément appris à les décoder, en tout cas pas assez… Devenus sans intérêt, nombre d'entre eux sont alors stoppés par notre cerveau basique, l'hypothalamus, la partie qui régule le fonctionnement de notre corps au quotidien. Cela est sûrement très bien quand tout va bien, le cortex, la partie consciente de notre cerveau, n'est pas encombré à régler l'intendance de base : la quantité de sucre, la pression sanguine ou encore la quantité d'eau de notre organisme ! Il peut vaquer à de nobles occupations : travailler, entrer en conflit avec ses voisins, regarder un

---

1. Et non sur la rétine…

match à la télévision, parfois penser ! Il est alerté seulement quand le cerveau basique ne peut faire autrement. Il faut évacuer le trop-plein d'eau, la vessie risque de déborder. Ou *a contrario* le manque d'eau se fait sentir ; une autre alarme adéquate se met en place. Ce ressenti nommé la soif nous conduit à boire.

Ce système marche trop bien au quotidien, et progressivement l'espèce humaine a perdu l'habitude de s'intéresser aux signaux du corps. Combien de pathologies développons-nous faute de vigilance envers ces messages ? Tout comme nous avons des sens – la vue, l'ouïe… – qui informent sur l'environnement, d'autres capteurs internes nous renseignent sur « l'état de nos troupes » ! Comment fonctionne chaque organe ce jour en particulier ? Dans quel état est-il ? Quels besoins a-t-il : sucre, sels, eau, etc. Certaines personnes avec un petit entraînement arrivent à percevoir leur concentration de sucre dans le sang… tout comme nous ressentons, parfois trop hâtivement, que nous avons faim ou soif !

Écoutons notre corps dire… sa fatigue

Et ce n'est pas tout, les organes font également remonter au cerveau quand ils « dérapent ». Lorsque notre corps se dit ou se veut malade, c'est selon, il le proclame si fort que nous le ressentons cette fois vraiment. Aucune équivoque : nous l'entendons dire, du moins nous l'interprétons, « mon dos m'élance », « ma tête me tourne », « j'ai des douleurs à l'estomac », « j'ai une rage de dent ». N'attendons pas la crise, il aurait été préférable d'anticiper. Écoutons nos signaux faibles. Du moins, apprenons à les percevoir à la base… Pour commencer, repérons nos premiers signes de fatigue.

La fatigue est un phénomène physiologique que l'on repère souvent trop tard. Parce que par profession ou par passion, nous avons préféré ne pas la décoder. Elle correspond à une diminution des capacités de notre organisme. Pour se faire entendre, notre corps nous prive de notre tonus tant physique que psychique, selon les cas. Nous nous retrouvons « raplapla », « lessivé(e) » Le cerveau peut être impacté si nous ne réagissons pas, nous ressentons un coup de blues, devenu presque courant tant nos vies sont survoltées.

La fatigue peut être le résultat d'un effort physique, nerveux, intellectuel ou moral. Chez le sportif, la fatigue est ressentie dans les muscles, elle résulte d'un déficit en énergie et d'une accumulation d'acide lactique. D'autres fatigues peuvent résulter d'un surmenage intellectuel ou moral. Nous venons de subir des pressions professionnelles ou familiales. Elles ont retenti sur nos organes ; des messages sont envoyés au cerveau qui les interprète comme un signal d'alarme, pour éviter un épuisement plus profond. Se sentir fatigué(e) est fort déplaisant. Différente pour chacun, la fatigue mérite d'être prise en compte le plus tôt possible. Autrement elle tend à s'installer, à devenir chronique. Il est alors plus délicat de s'en débarrasser, le corps n'a plus les ressources.

Quelles que soient nos sensations, bien cerner l'origine de notre fatigue permet d'établir notre « feuille de route » pour retrouver notre énergie. Prise tôt, elle disparaît facilement avec du repos, une phase de récupération, une nuit de sommeil, quelques jours de vacances pour reconstituer nos réserves énergétiques, à condition que les causes se soient évanouies[1]... Si la fatigue persiste, il faut s'inter-

---

1. Quoi qu'il en soit, il faut rester vigilant devant une fatigue qui ne nous lâche pas, c'est un signal d'alarme qu'il faut savoir bien interpréter car le corps souffre. Il faut à tout prix vider l'abcès. Sans cela, le corps peut déclencher une véritable maladie pour nous mettre vraiment au repos.

roger : est-ce seulement une fatigue ou une dépression ou encore une pathologie plus pernicieuse qui demande de consulter.

Fatigue ou dépression ?

Fatigue ou dépression, les deux états souvent liés l'un à l'autre[1]. La fatigue est un des éléments qui peuvent mener à la dépression. Et dans la dépression, la fatigue représente un de ses principaux symptômes. Alors comment savoir si l'on souffre de fatigue ou s'il s'agit d'une dépression sous-jacente ? S'il s'agit d'une véritable dépression, il convient de réagir autrement.

Onze critères pour flairer une dépression :

1. Je suis fatigué dès le réveil.
2. Je ne dors pas ou de plus en plus mal.
3. Plus rien ne m'intéresse :
— Je ne prends plus de goût aux activités qui m'amusaient auparavant.
— Je trouve nul ce que l'on me raconte.
— Je suis impatient.
4. Je digère mal, je n'ai plus envie de manger.
5. Je me sens mal ou j'ai tout le temps mal quelque part.
6. Je trouve un peu de réconfort dans un ou plusieurs verres d'alcool.
7. J'ai l'impression de faire « faux » tout le temps.
8. Je ne sais plus organiser mon temps, d'ailleurs pour quoi faire ?
9. Je me sens toujours débordé.
10. Je ne sais pas exactement ce que je veux.
11. Je change d'avis tout le temps ; je ne sais plus décider. De toute façon plus rien n'a de sens...

---

1. Stress, anxiété, rythme de vie intense, angoisse, problème de sommeil, tout concourt à la déprime.

Pour éviter que la fatigue devienne chronique, nous pouvons tenter de réagir personnellement. Si aucune pathologie, dont dépression, ne se profile mettons en place quelques pratiques et interrogeons-nous sur notre rapport à la vie (voir chapitre 10).

Que faire en cas de fatigue persistante ?

En cas de fatigue chronique, le Consensus canadien sur l'encéphalomyélite myalgique, c'est-à-dire le syndrome de fatigue chronique, a mis au point une « autothérapie ». Son objectif est d'accompagner la personne atteinte à conserver son énergie, de minimiser ses symptômes et d'améliorer ses capacités à accomplir ses activités quotidiennes.

1. Développer sa capacité d'adaptation
— Se fier à ses impressions et à ses expériences pour déterminer ses limites d'activité.
— Se réserver du temps pour se reposer et s'adonner à une activité qui nous plaît.
— Repousser graduellement ses limites, quand on est capable, sans jamais les excéder.

2. Améliorer son sommeil
— Se coucher à heures régulières.
— Prendre un bain tiède.
— Calmer l'activité mentale par la méditation ou des techniques de relaxation, etc.

3. Avoir une alimentation équilibrée
— S'assurer d'une alimentation équilibrée et nutritive (voir Comment bien manger ?).
— Manger à heures régulières.
— Boire suffisamment.

La fatigue n'est pas le seul signal que nous envoie notre corps. Un lumbago est un autre signal clair : cette douleur récurrente nous conduit à lever le pied, nous en « avons plein le dos » ! Des problèmes digestifs sont souvent liés à des contrariétés ou à un stress permanent. Combien de jeunes qui ne se plaisent pas à l'école se réveillent avec un terrible mal au ventre. En permanence, le corps continue de nous parler à sa façon. Un pincement au niveau de l'ovaire annonce une ovulation prochaine.

Ces symptômes sont comme une sonnette d'alarme : notre organisme appelle à l'aide. Écouter notre corps avant qu'il craque peut se révéler un outil de prévention efficace, la base d'une meilleure hygiène de vie, plus en accord avec soi-même. Les anciens Grecs, à commencer par le célèbre Hippocrate, le postulaient déjà : dès que l'harmonie de vie est menacée, des régulations se mettent en place pour revenir à l'équilibre. Une écoute appropriée du corps permet de dépister tous ces signaux faibles comme autant d'indices pour réajuster nos comportements.

Un endroit se prête très bien à l'écoute de son corps : la baignoire ! Déconseillée sur le plan écologique, la baignoire est un instrument de détente et de bien-être. Elle devrait être financée par la Sécurité sociale. Nombre de bobos peuvent être soignés de la sorte (voir chapitre 9) ! C'est également un moment où on peut anticiper sur ses crises. Avec un minimum d'apprentissage pour sentir son corps de l'intérieur, un bain est un moment agréable pour ressentir ses tensions, tout en prenant du recul sur ses actions ou ses choix qui peuvent créer des tensions.

On peut s'y faire des automassages. En nous massant régulièrement les mains, le visage, les yeux, les jambes ou le ventre, nous pouvons sentir nos zones tendues, voire douloureuses. Bien sûr il est bon de se faire masser (voir chapitre 10), mais commençons par le faire nous-même dans un bon bain bien chaud. Profitons de ce moment pour y associer une respiration consciente. Cette respiration est centrée sur le ventre ; dans son bain, confortablement installé, cette respiration consciente et lente nous permet de mieux repérer les zones de tension et tenter d'y remédier. Il est alors tout à fait possible de penser sa vie autrement ; on peut imaginer d'autres habitudes de vie (voir chapitre 10). Nous pouvons améliorer ainsi notre qualité de vie et pourquoi pas allonger nos années de vie en bonne santé sur notre Terre.

Écoutons nos besoins

Le corps a encore besoin de sommeil, d'activité, de calme, de rencontres, de rêveries, et d'aliments spécifiques : fruits, légumes, viande, c'est selon (voir chapitre 2)… Difficile, dans la société actuelle, ou à cause de la profession ou de la famille, de répondre à tous ces besoins. Même le sommeil qui est celui qu'on ressent le plus facilement ne peut être en permanence satisfait : obligations, intérêts télévisuels, mails… Nous ne pouvons nous reposer en temps voulu.

La culture ambiante ne nous autorise pas plus la rêverie ou l'activité physique. Nous ne prenons plus guère le temps pour nous accorder de la marche à pied. La télévision, les jeux vidéo et maintenant le smartphone omniprésent remplacent le rêve éveillé ! Prenons le temps de sentir et de comprendre les besoins de notre corps pour les satisfaire.

Pourquoi ne pas faire de même qu'en matière d'alimentation ? En matière de besoins nutritifs, notre corps nous donne en permanence des indications sur nos manques ou nos excès. L'hiver, on ressent un désir de glucides à travers l'envie de manger des pâtes ou de protides dans nos élans vers la viande. Les potées, les ragoûts de bœuf, les petits salés aux lentilles, les saucissons aux choux ou les choucroutes sont les bienvenus. Un excès de ces derniers nous renvoie vers le besoin de fruits ou de légumes frais. Des nécessités encore plus spécifiques nous incitent à manger de préférence tel légume ou tel fruit.

Dans le choix des aliments à consommer, il est devenu à la mode dans certains milieux branchés de « faire confiance à son instinct ». Oui ! Le principe de lui faire confiance relève du bon sens. Toutefois, avant d'en arriver là, quelques bémols… Il nous faut faire un très grand travail intérieur pour retrouver cet instinct. Si nous mettons un jeune enfant d'aujourd'hui devant un buffet complet, il va se diriger directement vers les sucreries. Quant à l'adulte, il va privilégier les aliments les plus salés : cacahuètes ou charcuteries. Sels et sucres vont l'emporter sans contestation aucune, quand ce n'est pas l'attirance pour les aliments « vus à la télévision » !

Écoutons nos envies d'aliments, mais faisons en parallèle un gros apprentissage pour retrouver cet instinct animal perdu par des décades de conditionnement et de formatage, tout particulièrement intensifs avec l'explosion du marketing agro-alimentaire. Notre désormais « instinct » immédiat risque de nous conduire vers des aliments tout à fait nocifs qui aboutiront à toutes sortes de maladies sur le long terme[1] ! Actuellement, on risque de dénommer instinct ce qui devrait probablement et plus sûrement être désigné par « conditionnement ». Ce qui n'est plus du tout la même « chose » !

Et nos émotions ?

Une écoute de nos émotions devrait être entreprise en parallèle ; car celles-ci prennent incidieusement le dessus sur nos ressentis ou notre conscience. Les différents

---

1. Des stress quasi permanents, des angoisses, des mal-vivre non travaillés peuvent nous conduire vers un besoin de consolation et de réconfort que seule peut nous apporter la nourriture.

conflits que nous vivons tous les jours ont des répercussions évidentes sur notre corps. Ils représentent l'une des causes les plus importantes des douleurs chroniques ; ils sont source de toutes sortes de pathologies. Cette prise de conscience est fondamentale pour éviter de « tomber malade » et pour aller vers le souci de soi. *A contrario*, des émotions positives – joie, plaisir – vous emportent vers la santé ou diminuent les conséquences d'une maladie (voir chapitre 9).

Un besoin – satisfait ou pas – engendre une réaction qui se traduit par un ressenti complexe, appelé « émotion ». Elle retentit directement au niveau des organes et même au niveau le plus intime de la personne : ses cellules. Chaque personne y est plus ou moins sensible. Cette réaction émotionnelle est le résultat d'un niveau de tension ou de détente de certains organes, et pour commencer du tube digestif : estomac et surtout intestins. Elle résulte d'un cocktail de neuromédiateurs sécrétés qui vont influencer organes et cellules. Avec l'évolution de l'Homme, tout s'est un peu complexifié, les émotions interagissent avec les stimulations de l'environnement. Et notre histoire stockée dans nos mémoires intervient de même : « Je suis émue par Germaine » ou « je me sens agressée » ou « j'ai du plaisir à me balader ».

Dans un premier temps, nos émotions sont supervisées par le « cerveau ventral[1] ». Bien que fonctionnant de façon très indépendante du cerveau central et des autres centres nerveux, celui-ci est connecté au cortex. Combien d'artistes sont incapables de manger avant d'entrer en scène, combien d'appétits coupés ou décuplés par la colère, la peur de l'examen ou le dépit ?

---

1. Notre cavité abdominale est très riche en cellules nerveuses qui enregistrent nos ressentis et nos émotions. N'est-ce pas en son sein que nous commençons à les ressentir ? Ainsi on a tendance à les considérer comme un « cerveau ventral ».

À l'origine, ces réactions émotives nous permettaient de s'adapter à chaque situation de notre vie. Chez nos ancêtres, chaque émotion fournissait un message précis de nos besoins et de notre équilibre intérieur et surtout préparait le corps à réagir. La peur « boostait » le corps pour fuir. Progressivement, elles sont devenues un système d'adaptation : la colère indique un obstacle. La tristesse est présente lorsque nous subissons une perte ou lorsque nous souffrons d'un manque. Le plaisir, la joie permettent de tirer le plus de satisfaction possible de chaque moment, et par là de recommencer. Nos besoins contentés, des flots d'endorphine et d'acéthylcholine sont déversés, le système nerveux parasympathique détend l'organisme ; un sentiment de satisfaction s'empare du corps.

En revanche, la peur, la colère, les angoisses de toutes sortes quand elles deviennent fréquentes ou permanentes multiplient les stress. Si la personne n'en tient pas compte ou si la personne est submergée par les émotions, une pathologie peut s'installer. Nos émotions nous parlent de nous-mêmes : ce qui nous plaît et nous déplaît, ce qui nous réjouit ou nous attriste, ce qui nous effraie et nous irrite. Elles nous rappellent qui nous sommes, sous le vernis de notre éducation. Bref ! Elles nous fournissent de précieuses indications sur les chemins à prendre ou à éviter.

La place des émotions

Chaque émotion est porteuse d'un message particulier à propos de notre équilibre intérieur. Les émotions ont joué un rôle majeur dans l'évolution de l'homme depuis la nuit des temps. Désormais, chaque pensée, chaque comportement est motivé par une émotion, qui elle-même émerge d'un besoin (faim, protection, perte, reconnaissance, identité…).

Être à l'écoute de nos émotions fait désormais partie de la vie en santé, soit pour remédier progressivement à une pathologie, soit pour l'éviter. Nombre de techniques existent sur le marché. Un simple coup d'œil sur Internet permet de rencontrer plus d'un millier de références. Chacun a sa méthode, on parle de méthodes de Feldenkrais, de Babacar Khane, de… On trouve encore les thérapies psycho-corporelles, les diverses bioénergétiques, sans compter les méthodes « somatopsychopédagogiques » ! Que de noms… que de panacées ! Tout peut être plus simple si nous nous prenons en main.

Le corps réclame en premier une bonne alimentation, du sommeil, un niveau d'activité, un peu de protection, des rencontres, de l'attachement, des ressentis, que ce soit des larmes ou du plaisir. Ensuite tout est affaire de lâcher-prise. Notre corps, en permanence agressé, frustré, garde en mémoire ses tensions au lieu de les évacuer. Combien de fois tombons-nous malade le week-end ou en vacances ! Normal, le corps a trouvé cette seule réaction pour se libérer un peu de ses tensions. Pourquoi ne pas prendre le temps de l'écouter au préalable, de comprendre et de dépasser l'émotion à l'origine ? Certes ce n'est jamais simple, mais on n'y changera rien à vouloir s'y maintenir. Autant travailler sur soi (voir chapitre 11).

Nos émotions ne sont ni bonnes ni mauvaises en soi, elles sont plus ou moins inconfortables et plus ou moins intenses selon les événements… mais aussi selon les personnes ! On peut dire qu'on n'est pas égaux devant les émotions. Certains grimpent aux rideaux pour peu de choses, d'autres conservent plus facilement leur calme face aux pires situations. Cependant, les émotions étouffées sont coûteuses : « Je suis de plus en plus insatisfait », « je crois de moins en moins à la possibilité de parvenir à une solution. » Plutôt que de continuer à ressentir la colère qui monte en moi et qui pourrait servir à briser le cercle vicieux, je choisis de l'étouffer… Ce qu'il faut sans doute éviter, il vaudrait mieux s'expliquer avec l'autre pour « vider son sac ».

Comment s'en sortir ? Les solutions sont relativement faciles et efficaces si on s'y prend tôt, si on n'attend pas que la situation dégénère. Par contre, si on laisse la situation pourrir, il faut plus de temps et des moyens plus puissants pour arriver à en sortir. Autant être attentif à ses émotions et en tenir compte, trouver une expression acceptable et travailler sa ténacité et son courage d'affronter ses difficultés de vie.

Sur un plan physiologique, parce que les émotions se situent à ce niveau, la façon dont nous réagissons à un problème de vie – que ce soit l'angoisse, la peur, la tristesse… – détermine un flux d'informations qui parvient au cerveau par son système limbique. Le cerveau de base – le système hypothalomo-hypophysaire[1] – à son tour met en branle des réponses neurologiques et hormonales multiples et complexes qui se traduiront par des tensions à l'intérieur de notre corps. Les ressentir à leur base, les couper immédiatement évite d'atteindre le seuil de la crise.

Des émotions à positiver

Habituellement, on considère les émotions comme seulement perturbatrices. Par exemple, on pensait avec raison la rumination toxique pour la personne. On croyait que la

---

1. L'hypothalamus, la base du cerveau, forme avec l'hypophyse sous-jacente une glande endocrine, c'est-à-dire sécrétrice, un ensemble fonctionnel appelé « complexe hypothalamo-hypophysaire ». Il contrôle les autres glandes du corps et par là le métabolisme.

colère, la peur étaient uniquement destructrices. Certes, elles le sont si elles interviennent sur la durée. Au contraire, si on accepte d'écouter le message qu'elles portent, elles peuvent nous alerter et nous accompagner pour nous faire réagir. La colère nous informe que nous ne nous sentons pas respectés. Pourquoi rester dans cet état ? Dépassons-nous pour faire face. De même pour la peur. Revenons à nos fondamentaux. Pour nos ancêtres, la peur était un système d'alarme sophistiqué hérité pour que l'organisme réagisse à une menace ; le sucre libéré vient nourrir les muscles, qui peuvent se contracter et permettre de réagir... Pourquoi ne ferions-nous pas de même en nous adaptant aux situations d'aujourd'hui ?

Bien sûr, les émotions positives, la joie, le bonheur et même le plaisir, favorisent fortement le bon état corporel. Pourquoi ne pas chercher à les favoriser, à les amplifier ? Pas toujours facile dans le contexte actuel. En tout cas, n'hésitons pas à exprimer nos émotions pour éviter qu'elles ne s'installent. Il vaut mieux pleurer, crier... La clé de l'équilibre émotionnel aujourd'hui, c'est la biodiversité émotionnelle...

Dépassons également les conditionnements sociaux. Nous vivons dans une société éthérée où la famille et l'école enseignent qu'il n'est pas viril de pleurer, qu'il n'est pas poli de rire, et même que le plaisir est honteux. Le corps en devient frustré ; il met sous cape d'autres tensions jusqu'à la prochaine déprime, voire dépression, au lieu de les évacuer simplement dès leur origine. Évitons par là qu'une pathologie plus grave ne s'installe[1].

Regardons les enfants jouer, ils sont les gardiens du plaisir. Ils le trouvent dans les petites choses de la vie qui

---

1. Malheureusement notre système de santé est ainsi fait que la prévention n'est pas vraiment à l'ordre du jour et nombre de professionnels de la santé ne sont pas formés pour écouter nos émotions et nous accompagner pour les dépasser (voir chapitre 11).

font qu'elle en vaut la peine. Barboter dans une flaque d'eau les fait rire de tout leur cœur, mettre un vêtement à l'envers, un mouvement insolite les transporte. En tant qu'adulte, arrêtons de nous prendre au sérieux, de jouer à la personne respectable ou affairée. Nos rendez-vous et nos mails nous pourrissent, ils nous empêchent de gambader et de jouer comme dans le bon vieux temps de l'enfance. Pourtant, mettre chaque jour quelques petits plaisirs au programme – boire un thé, s'émerveiller devant un arbre, faire un gâteau, etc. – s'avère un moyen incontournable de cultiver la bonne santé et d'aller vers la sérénité.

Développer ses émotions positives permet de nous recentrer et d'être plus en harmonie avec nous-mêmes. On devient plus conscient de nos besoins et surtout de nos désirs. Et ce n'est en rien une forme d'égoïsme. Mieux dans notre peau, nous pouvons plus aisément partager avec l'autre.

Écoutons notre corps : il nous parle ! Les organes font remonter au cerveau des informations quand ils « dérapent ». Comprenons notre fatigue ou nos douleurs pour y remédier ou pour l'éviter dès son démarrage.

Par ailleurs, notre corps exprime ses besoins de base qu'il s'agit de prendre en compte : alimentation équilibrée, sommeil, activités physiques, calme, rencontres, rêveries.

Enfin n'hésitons pas à repérer et à exprimer nos émotions ; toutes sont porteuses d'un message particulier sur notre équilibre intérieur. Des émotions qu'il s'agit d'écouter et de positiver pour favoriser la sérénité.

9. Notre corps sait se guérir seul…
ou presque

Notre corps est « une des merveilles du monde[1] » ! J'ai toujours pensé qu'il avait atteint une certaine perfection, notamment grâce à ses multiples systèmes de régulation. Tout est affaire de régulations dans notre organisme ; et pour ne rien laisser au hasard, ces derniers se contrôlent mutuellement et se suppléent éventuellement pour maintenir un équilibre de vie. Parmi ceux-ci, un génial système immunitaire, confié aux globules blancs, mais pas seulement… C'est un système complexe avec des mécanismes de défense dit non spécifiques, parce que innés ou naturels, comme la peau et les muqueuses internes qui sont une barrière de protection. Des frontières intelligentes dont devraient s'inspirer nos politiques. L'acidité gastrique de notre estomac et des cellules phagocytaires – des cellules qui attaquent tout ce qui est considéré comme nocif – complètent le dispositif.

D'autres mécanismes « appris » par notre corps, au cours de notre croissance, s'ajoutent ensuite. C'est l'action des

---

1. A. Giordan, *Le Corps humain, la première merveille du monde*, Lattès, 1999.

lymphocytes, un type de globules blancs bien singuliers. On distingue plusieurs types de lymphocytes ; les « B[1] » produisent des « armes spéciales », appelées anticorps ; elles se « collent » aux microbes pour les empêcher d'agir et les « T[2] » des globules blancs « tueurs ». Tout est super-sophistiqué ! Certains lymphocytes T accompagnent les B à produire des anticorps et augmentent la capacité des macrophages – des globules blancs « gloutons » – à « manger » les microbes. Les lymphocytes T dit « cytotoxiques », comme le suggère leur nom, sont les « tireurs d'élites », ils « liquident » les cellules infectées de notre organisme. Enfin, un autre groupe de globules blancs, les cellules dendritiques[3], accompagnent les T dits « auxiliaires » à reconnaître le microbe spécifique. Mémoire du corps[4], elles leur indiquent même le meilleur moyen de les détruire… Et pour compléter cet arsenal, divers organes répartis dans tout le corps – le thymus, la moelle osseuse, la rate, les amygdales, et les ganglions lymphatiques[5] – participent de cette défense.

Malheureusement ce système, comme tout système vivant, présente quelques failles. Rien n'est parfait en ce monde ! Surtout que nos modes de vie les favorisent et ce qu'on nomme « la maladie » peut s'installer. Heureusement dans notre malheur, dans 99 % des cas, je qualifie cet épisode de… bobo. D'autant plus que nous pourrions facilement les éviter. Pourquoi ne pas se soigner autrement,

---

1. B comme Bone (os), lieux où ils sont produits.

2. « T » est l'abréviation de thymus, l'organe dans lequel leur « éducation » s'achève.

3. Vient du grec *dendron*, « arbre ». Ces cellules possèdent des bras qui rayonnent comme les branches d'un arbre.

4. Les cellules dendritiques, avec certains lymphocytes, ont pour mission de se souvenir du microbe qu'ils viennent de rencontrer.

5. Le tissu lymphoïde du tube digestif est quantitativement le plus important et joue un rôle essentiel.

sans courir immédiatement chez le médecin et sans ingurgiter aussitôt nombre de médications ! C'est ma pratique que j'aimerais partager, pour vous suggérer de trouver la vôtre...

> ## Des baisers pour booster l'immunité
>
> La proposition va sûrement surprendre ou choquer. Pourtant j'ai toujours fait l'hypothèse qu'elle a contribué à me protéger. Actuellement, elle est confirmée par des études scientifiques sérieuses. Embrasser le plus souvent et avec le plus de partenaires possibles dans sa jeunesse – mais aussi ensuite ! – permet d'être moins malade. Contrairement à ce que l'on pense sur la peur des microbes, les baisers permettent de s'immuniser contre nombre de virus.
> De plus, la salive est très protectrice, ses propriétés antibactériennes[1] limitent la prolifération des bactéries et éliminent les micro-organismes indésirables. Cette sécrétion lutte contre les invasions microbiennes en contrôlant efficacement toutes les entrées.
> Les études scientifiques montrent également l'importance des baisers dans la lutte contre les cytomégalovirus, des virus bénins pour les adultes mais qui peuvent être très sévères pour les fœtus. Plus une femme aura eu de partenaires dans sa vie préalable à une grossesse, plus elle sera immunisée pour un nombre important de souches, chaque homme étant porteur d'une souche différente. D'où moins de soucis pour le fœtus...

Et d'ailleurs, pourquoi tombons-nous malade ? Dans un corps aussi bien conçu que le nôtre, produit d'une longue

---

1. La salive contient une enzyme, une peroxydase qui produit un antimicrobien, l'hypothiocyanite.

évolution qui a raffiné processus et mécanismes, pourquoi continue-t-on à rencontrer quelques faiblesses, voire des imperfections qui nous rendent vulnérables ? Pas facile d'y voir clair, une telle question n'admet pas de réponses évidentes. Les sujets les plus immédiats, les plus vitaux, sont souvent les moins travaillés ! Et de fait, peu de chercheurs se sont épanchés sur le sujet. Deux médecins parmi les quelques rares qui ont osé affronter une telle énigme, Nesse et Williams[1], posent la problématique ainsi : « Si la sélection naturelle (dont nous sommes issus) peut aboutir à l'évolution de mécanismes aussi sophistiqués que les yeux, le cœur ou le cerveau, pourquoi n'a-t-elle pas abouti à des moyens de prévenir la myopie, les attaques cardiaques et la maladie d'Alzheimer ? Si notre système immunitaire peut reconnaître et attaquer un million de protéines, pourquoi attrapons-nous encore la pneumonie ? Si l'hélice d'ADN peut encoder de manière fiable les plans d'édification d'un organisme adulte de dix milliards de cellules spécialisées, pourquoi ne serions-nous pas capables de remplacer un doigt endommagé ? »

Faut-il alors envisager nombre de nos maladies comme des effets collatéraux du processus évolutif. Prenons ce qu'on pourrait appeler nos malfaçons. Comment expliquer que les tuyaux de la respiration et de la nutrition se croisent au niveau de la gorge ? Ce qui peut provoquer des étouffements ! La seule réponse qu'on devrait raisonnablement avancer est que seule l'évolution a pu concevoir un tel système technologiquement absurde. Le vivant a « bricolé » en permanence avec les organes. Le poumon des vertébrés, et donc le nôtre, tient son origine embryologique dans une excroissance ventrale du pharynx. Et comme les fosses nasales sont derrière le départ de l'œsophage, les deux ne pouvaient que se croiser. CQFD ! De même chez les

---

1. Nesse, R. M., & Williams, G. C. (1995), *Why We Get Sick*, New York, Times Books.

hommes, le même organe ne sert-il pas à faire miction et à copuler ! Toujours l'économie de moyens. Seulement la prostate, cette glande qui s'est greffée sur la tuyauterie pour nourrir en partie les spermatozoïdes, peut bloquer l'éjection de l'urine lors du vieillissement...

Legs de l'histoire de la vie, nous sommes prisonniers de la sélection naturelle de nos ancêtres et des compromis coûts-bénéfices liés aux fonctions de nos corps ! On pourrait multiplier les exemples. Ainsi pourquoi l'évolution n'a-t-elle pas éliminé les gènes qui nous conduisent à manger gras et entraînent des dépôts de cholestérol ? Tout se comprend encore dans l'aventure de l'évolution. Historiquement, il nous fallait des réserves, les humains n'en trouvaient pas tous les jours et ils mouraient jeunes, avant que les dépôts ne commencent ! Ajoutons les changements de notre environnement, notamment les nouveaux produits, les nouveaux objets du quotidien auquel nous sommes soumis. Ne sont-ils pas plus rapides que le processus évolutif lui-même ? L'évolution n'avait pas anticipé dans la conception des os le fait qu'un jour nous pourrions être véhiculés à 100 km/h et qu'il pourrait y avoir des chocs !

Il nous faut faire avec...

Pas de chance ! La maladie existe, il nous faut faire avec... Pas question cependant d'en faire une simple malchance ou une fatalité. Arrêtons de penser qu'on tombe malade comme si, par hasard, on avait attrapé un microbe. Merci monsieur Pasteur ! 90 % d'entre eux sont bénéfiques. Des milliards de bactéries nous aident à vivre, elles facilitent la digestion, fabriquent des vitamines, sans compter celles qui sont totalement en symbiose avec nos cellules comme les mitochondries, etc. Quant aux microbes virulents, ils se développent parce que notre corps a été fragilisé. Nous pouvons toujours accuser le froid pour un rhume ou la grippe. En fait, c'est souvent le dernier petit coup de pouce tant notre système immunitaire était affaibli pour d'autres raisons, dont certaines sont personnelles ou sur lesquelles notre personne aurait pu agir pour prévenir.

Et tout n'est pas affaire de microbes ! Depuis Pasteur, les microbes sont rendus coupables des maladies. Certes ils existent et certains sont devenus très virulents au point de provoquer des maladies nosocomiales, celles qu'on attrape en allant à l'hôpital se faire soigner... Pour nombre de maladies, les microbes n'y sont pour rien : AVC, infarctus, diabète, dépression, trouble digestif, rhumatisme, asthme, cancer, anémie, migraine, allergie, etc. Quand ils sont concernés, la maladie infectieuse se développe seulement quand les défenses de l'organisme sont affaiblies.

La pensée commune, mais nombre de médecins pensent encore ainsi, comme si les microbes attrapaient la personne ! Il vaudrait mieux supposer qu'on devient malade lorsque nous n'arrivons pas à lutter contre certains microbes qui nous menacent, souvent en permanence. De plus, lorsqu'un organe est malade, c'est plutôt tout l'individu qui est malade. Les symptômes ne sont que des manifestations de localisation de cet état général.

Pour nous soigner, ce n'est pas la pilule miracle prise par facilité qui nous guérira. C'est d'abord un renforcement de soi à mettre en place. Et cela passe par :
— une alimentation saine et équilibrée
— une hydratation en eau suffisante, mais pas surabondante
— une activité physique suffisante
— un repos indispensable, notamment en sommeil, adapté à sa personne et cela quotidiennement

— un équilibre émotionnel et affectif
— une satisfaction de soi, voire une estime de soi.
On tombe malade quand des éléments extérieurs nous agressent[1] : trop de stress, trop de tension nerveuse, un deuil, une exposition à des substances toxiques ou radioactives ou tout autre événement qui nous touche de façon éthique ou émotionnelle.

Face à la maladie, je me demande toujours en premier pourquoi mon système immunitaire m'a lâché ? Pourquoi mon équilibre s'est fracturé ? Les origines sont à rechercher dans une alimentation peu favorable, une grosse fatigue, une déprime ou pourquoi pas dans une angoisse ou un stress. La cause est rarement unique. Quand je « gratte » mon vécu avec la maladie, je trouve une part physique – une mauvaise alimentation, un manque de sommeil… – et une grande part émotionnelle : une situation qui m'a fortement déplu, un problème que j'ai eu du mal à gérer, une conjoncture que je ne pouvais accepter, parce que contraire à mes choix ou à mes valeurs.

À côté des facteurs génétiques, nombre de chercheurs ont introduit une hypothèse transgénérationnelle ou intergénérationnelle pour certaines maladies. Certaines angoisses, anxiétés, mais pas seulement… pourraient se transmettre insidieusement des parents ou des grands-parents aux enfants. Cette transmission pourrait passer par les voies du langage, ce qui est dit de l'histoire familiale, mais également les non-dits de cette histoire et les secrets familiaux. Elle pourrait également être reconstruite et constituer un mythe familial ou une réalité d'ordre fantasmatique.

---

1. Bien sûr notre hérédité, notre constitution ou encore des épisodes antérieurs nous rendent plus ou moins fragiles.

Se faire confiance

Nous faisons-nous assez confiance ? Dans mon entourage, dès le moindre bobo, quand quelque chose ne va pas, dès qu'on se sent patraque... on se précipite chez le supposé sauveur : le médecin. Et on attend une ordonnance bien remplie. Ne rien prescrire le qualifierait de mauvais praticien, tant le médicament est roi dans notre culture bien française d'assisté social !

Je n'ai rien *a priori* contre les médecins et les médicaments. Les premiers peuvent être de « bons conseils » pour nous prévenir ou nous accompagner (voir leurs apports en prévention ci-après). Les seconds sont indispensables, incontournables dans une pathologie avérée. Mais au cours d'une vie dans 99 % des cas, nous avons affaire à de simples bobos qu'on peut éviter facilement ou qu'on peut soigner sans médicament, y compris quand il s'agit de maux de tête, de ventre, de grippe, de certaines angines ou encore de fatigue ou même de déprime...

Par l'hypersophistication de nos structures et par nos multiples mécanismes de régulation, notre corps possède en lui nos propres défenses et nos propres moyens pour se rétablir et donc pour nous soigner. Pourquoi ne pas en prendre conscience ? Pourquoi ne pas les exploiter ? Arrêtons de sous-estimer nos capacités de guérison pour consommer du médicament comme nous consommons du fast-food... Quelques habitudes à mettre en place, certains conseils à prendre en compte peuvent nous rendre la vie bien plus agréable. Notre santé ne tient le plus souvent qu'à quelques gestes qui protègent, à des mouvements qui l'entretiennent, à quelques nourritures que nous choisissons et à des addictions que nous évitons.

Notre propre médecin !

Nous pouvons être notre propre médecin ! Même si nous ne l'avons appris nulle part. Sur ce plan également, il n'est pas trop tard… L'école n'a jamais pris à son compte un tel projet. Au mieux, elle se limite à quelques conseils d'hygiène qui ne passent plus, car trop dans l'injonction, trop dans la généralité. Et la famille ne joue plus son rôle. Contrairement aux générations précédentes, le partage des bonnes pratiques n'est plus de mise. Seuls les magazines féminins fournissent quelques conseils ; cependant ceux-ci sont perdus dans le « bruit » immense des publicités directes ou discrètes pour pousser à la consommation de produits pharmaceutiques ou de parapharmacie.

Pour les maux de la vie quotidienne, inutile d'avoir recours directement à la pharmacie, chacun d'entre nous possède en soi des pouvoirs d'auto-guérison. Quelques bons gestes à connaître et à mobiliser suffisent. D'abord, certaines affections se guérissent toutes seules, y compris les maladies virales, même si le mot virus fait peur… Pour les autres, pas de recours systématique aux médicaments. Quelques petites pratiques faciles à faire y pourvoient, repérons dans la gamme des possibles celles qui nous correspondent. Le corps peut même se guérir si nous l'écoutons pour lui offrir toutes les conditions optimales et bien sûr parfois quelques coups de pouce. Un jus d'orange pour le stimuler, une tisane pour faciliter le sommeil. Et surtout apprenons à nous faire confiance…

Le docteur Frédéric Saldmann, cardiologue à l'hôpital Georges-Pompidou, a fait un tabac avec un livre intitulé *Le Meilleur médicament c'est vous !,* aux éditions Albin Michel. Chaque personne est unique, il nous faut tenter et voir ce qui « marche ». J'adhère à ce propos et j'ai personnellement mis au point toute une série de stratégies. L'essentiel dans une telle approche est de trouver les vôtres.

Les « bonnes » pratiques de soin

Pour faire passer le hoquet
Première solution : boire un grand verre d'eau. Tentons également une posture qui consiste à bomber la poitrine au maximum et à rapprocher les omoplates en reculant les épaules en arrière pendant 10 secondes et éventuellement recommencer. Autre moyen surprenant et efficace, pratiquons un massage digital à l'anus… Une méthode à réserver aux cas extrêmes !

Pour les saignements de nez
D'abord mettons-nous au calme pour diminuer la tension artérielle[1]. Assayons-nous la tête fléchie vers l'avant ; surtout pas vers l'arrière pour ne pas risquer de faire passer le sang dans les bronches. Comprimons les narines en se pinçant le nez pendant au moins 10 minutes. En cas d'épistaxis, c'est-à-dire en cas de saignement très abondant, plaçons un glaçon sur le haut de la cavité buccale[2]. Celui-ci provoque la constriction immédiate des vaisseaux sanguins de nez.

Contre les brûlures superficielles
Passons la partie brûlée sous l'eau froide jusqu'à disparition de la douleur, puis désinfectons. L'huile de millepertuis était traditionnellement utilisée sur les petites

---

1. N'hésitez pas à aller prendre la tension artérielle pour voir si elle n'est pas trop forte.

2. Cette pratique m'a été apprise par un pompier de Paris, lors d'un épisode épitaxique abondant que j'ai subi.

brûlures pour son pigment, l'hypéricine, aux propriétés anti-inflammatoires et cicatrisantes.

Contre les coups de soleil

On peut bien sûr les éviter en ne restant pas au soleil ou en se protégeant. Ne mettons pas de crèmes solaires à base d'huile avant le bain, cela est nocif pour la biodiversité de la mer. Quand le mal est fait, coupons une tomate en deux puis frottons-la sur notre peau jusqu'à absorption du jus. À renouveler plusieurs fois jusqu'à disparition de la brûlure. La tomate renferme un puissant anti-oxydant, le lycopène. Celui-ci va agir sur la peau en synergie avec la vitamine E pour contribuer à la reconstruction de la peau tout en évitant que la peau ne pèle ou ne se cloque. L'efficacité de l'hamamélis a été également prouvée, appliquons une infusion sur la peau avec des compresses.

Pour éviter les bleus après un coup

La plante « star » est bien sûr l'arnica avec ses propriétés anti-inflammatoires, analgésiques et anticoagulantes. Pensons également à masser la zone juste après le coup et durant quelques minutes avec un gant enfermant quelques glaçons.

Pour arrêter une diarrhée

La diarrhée a des origines multiples. Elle peut être causée par une bactérie, un virus ou un parasite. Plus fréquemment ce sont les intoxications alimentaires, les intolérances alimentaires ou l'anxiété, le stress ou une émotion intense. Certains médicaments comme les antibiotiques bouleversent la flore intestinale. La diarrhée peut encore résulter d'une maladie.

Dans les premiers cas, pour l'arrêter, le pastis pur, un verre à liqueur de Marie Brizard ou une anisette font l'affaire. Pour moi, c'est radical ! Ensuite il faut reconstituer la flore intestinale en mangeant plusieurs yaourts. N'oublions pas de bien nous réhydrater et de manger ensuite du riz plutôt salé.

Pour faire passer un rhume

Le rhume, médicalement appelé rhinopharyngite ou nasopharyngite, est une infection fréquente des voies aériennes supérieures (cavité nasale et pharynx) par un virus, principalement les picornaviridés (dont les rhinovirus), les adénovirus ou les coronavirus. Il peut facilement nous gâcher la vie trois à quatre fois dans l'année, à cause d'un nez bouché. On peut également se sentir un peu fébrile et avoir 37,8 à 38,2° de fièvre. Les médicaments habituels se trouvent peu efficaces et surtout pas sans complications.

Pour dégager les narines, on peut appuyer fermement avec le pouce entre les deux sourcils, en même temps la langue enfonce le haut du palais. Ainsi on stimule les nerfs sympathiques qui provoquent une vasoconstriction nasale qui peut déboucher le nez. On peut faire également des fumigations avec de l'eau contenant des feuilles d'eucalyptus ou encore faire une séance de sauna.

Quant au rhume lui-même, on peut le faire passer avec des jus d'orange, en mangeant plus que d'habitude des compotes ou en se supplémentant en zinc immédiatement avant et durant la période hivernale. L'association avec divers vitamines et oligoéléments (cuivre, fer) est également préventive.

Pour soigner une grippe

La grippe est causée par d'autres virus, ils appartiennent à la famille des orthomyxoviridae et au genre influenzavirus, dont il existe trois types A, B et C, les médecins ne se compliquent pas pour les nommer ! L'important est de savoir que les antibiotiques sont totalement inutiles[1]. Quant aux vaccins, malgré l'énorme publicité qui leur est faite, ils s'avèrent peu efficaces. Les souches de virus grippaux sont nombreuses et elles mutent en permanence. Enfin les antiviraux, type Tamiflu, risquent de favoriser les résistances et causer les mêmes problèmes que posent les antibiotiques actuellement avec les bactéries.

Pour se soigner, ne pas faire baisser la fièvre ! (sauf au dessus de 39,8 °). La fièvre est une réaction naturelle de notre corps pour s'auto-soigner. À cette température, les cellules chargées de l'élimination des virus, notamment les lymphocytes accompagnés des anticorps, ne sont plus agissantes. L'important est le repos, au lit ou dans un fauteuil : essayons de nous relaxer, de somnoler ou de dormir. Éventuellement, couvrons-nous quand la fièvre augmente pour éviter de dépenser trop d'énergie. Nous pouvons aussi prendre un bain chaud, ou même un bain de pieds assez chaud quand on n'a pas de baignoire.

Mangeons – si nous le pouvons – des légumes (salades, épinards, blettes, poireaux…), de la purée, des pâtes, du riz, des compotes, des pommes ou de la banane pour faciliter le transit intestinal, et surtout des agrumes ou des kiwis pour augmenter la dose de vitamines C et des noix, amandes, ou des céréales complètes pour un surplus de vitamine E.

Surtout, faisons-nous un grand grog chaud avec du rhum[2], du jus d'orange, du sucre ou du miel avant de nous coucher pour bien transpirer pendant la nuit. Attendons simplement deux ou trois jours qu'elle passe en restant au repos chez nous. Faisons confiance à notre corps !

---

1. Ce n'est qu'en cas de surinfection sévère de type bronchite, otite… que des antibiotiques peuvent être prescrits.

2. L'alcool n'est pas nécessaire ; au maximum l'équivalent en alcool d'un verre de vin.

Pour soigner une grippe intestinale

La grippe intestinale ou gastro-entérite d'origine virale[1] pour les médecins n'est pas causée par les virus de la grippe, mais par un rotavirus. Cette maladie se rapproche de la grippe par ses symptômes : nausées, vomissements, maux de tête et fièvre, ces derniers moins importants.

Difficile de s'en protéger, même en se lavant les mains, les agents viraux sont partout dans l'air. Évitons d'être fragilisé… Le traitement est plus rapide. On peut « faire passer » l'épisode pathologique en une seule journée en appliquant le même traitement que pour la grippe. Buvons seulement plus d'eau ou mieux du thé minéralisé si la diarrhée ou les vomissements sont importants.

Pour soigner un mal de gorge

En cas de gorge enflammée, faisons des gargarismes, plusieurs fois par jour, avec de l'eau chaude, du jus de citron et une petite cuillérée de miel pour adoucir. Des infusions à base de thym ou de romarin sont également efficaces. Quand les bronches sont atteintes, mettons une serviette chaude et humide autour de la gorge et sur le haut de la poitrine. Réchauffons la serviette régulièrement, toutes les 5 minutes. Nous pouvons aussi nous masser la poitrine avec un mélange d'huile avec de l'eucalyptus.

Pour toutes ces pathologies, pensons à booster notre corps à travers notre système immunitaire pour prévenir en amont. De l'exercice, un bon sommeil, une dose suffisante de soleil pour une cure de vitamine D, une nourriture équilibrée et surtout pas de stress et d'angoisses (voir Partie 1). Mais ne faisons toutefois pas d'intégrisme ! Si par

---

1. Les gastro-entérites d'origine bactérienne, comme les salmonelloses, etc., sont plutôt dénommées « intoxications alimentaires ».

addiction, nous ne pouvons nous passer de médicament, une première étape pour se prendre autrement en mains est de tenter l'automédication, l'homéopathie ou encore la phytothérapie.

L'automédication

Pour soigner les bobos, l'automédication est une pratique courante. Environ 500 millions de boîtes de médicaments sont vendues chaque année sans ordonnance. L'offre, il est vrai, est surabondante. En France, 4 000 préparations sont à disposition sans passer par l'avis d'un médecin, dont 480 médicaments totalement en libre-service. De quoi traiter maux de tête, rhume, toux, hypertension, mycoses, poux, petites blessures, brûlures, ballonnements, mauvaise digestion, soirées trop arrosées ou encore faire baisser la fièvre… La pratique est en large développement avec la diminution des remboursements. Et puis, la publicité télévisée s'est emparée du domaine et fait rêver au remède miracle !

L'automédication a ses bons côtés, elle présente de multiples avantages. Elle traduit en amont une belle volonté de se prendre en charge ! Un premier pas dans le parcours des auto-soins, sans recourir en permanence à une assistance médicale, souvent inutile. Elle désengorge les médecins généralistes, mais également les urgences quand ces derniers sont en vacances. Cerise sur le gâteau, elle fait faire des économies à la Sécurité sociale. Selon les données de l'Association française de l'industrie pharmaceutique pour une automédication responsable, l'assurance-maladie évite « 500 millions d'euros de dépenses supplémentaires tous les ans ». D'où le nombre de plus en plus grand de spécialités en accès libre…

Toutefois, un médicament reste un médicament, avec ses effets indésirables et tout le monde n'est pas médecin ! Heureusement, d'après les pharmaciens, 50 % de ces préparations sont des placebos ! Pour la toux par exemple, sur les 200 environ proposées, seule une douzaine présente un intérêt thérapeutique. Alors pourquoi s'en priver, on ne risque rien. Il suffit seulement d'y croire et ce sera encore plus efficace...

Il reste que dans nombre de cas, certaines préparations ne sont pas dénuées d'effets indésirables, voire même dangereux. Des spécialités contre la toux ou le rhume, tels Actifed rhume, Humex rhume, Nurofen rhume, renferment un vasoconstricteur. Son principe actif, la pseudoéphédrine, provoque une contraction des vaisseaux sanguins. Elle expose à des effets secondaires graves pour la personne, comme l'hypertension artérielle ou l'accident vasculaire cérébral. Sans compter les produits qui cumulent les risques. Pire, le Rhinadvil pour soigner un rhume associe un vasoconstricteur et un anti-inflammatoire, l'ibuprofène. Comme effets indésirables, on lui doit des troubles digestifs, des allergies, des vertiges, des acouphènes, des œdèmes et de l'hypertension artérielle... Risquer un accident vasculaire cérébral pour soigner un simple rhume, cela laisse stupéfait. Et pourtant, c'est pratique courante...

Les lotions, crèmes ou patchs contenant du menthol et du salicylate, comme le Baume Arôma, Lumbalgine et le Baume Saint-Bernard, utilisés largement par les sportifs pour soulager des douleurs musculaires ou articulaires, peuvent entraîner des brûlures douloureuses au 2e et même 3e degré... Et la liste est longue, tant il est vrai qu'un auto-traitement avec médicament quel qu'il soit n'est jamais anodin. En outre, pour être efficient et se faire du bien, il faut être sûr de son diagnostic. Il s'agit bien de traiter un bobo ; les douleurs, les malaises ressentis ne doivent pas cacher une pathologie sérieuse. Quelques règles de base peuvent être utiles :

Cette pratique implique de connaître suffisamment son corps, ses pathologies et les médicaments conseillés. Il importe ensuite de connaître les contre-indications et les éventuels effets indésirables. Choisissons plutôt les médicaments comportant une seule substance active. Renseignons-nous auprès du pharmacien sur les risques d'interactions avec d'autres médicaments ou en cas d'autres traitements. Surtout l'automédication doit être limitée dans le temps, une semaine tout au plus. Si les symptômes ne passent pas, allons plutôt consulter. Et n'hésitons pas à dire quel produit nous avons pris…

La phytothérapie

La phytothérapie peut aussi être une piste de substitution. Qui n'a pas eu une grand-mère qui n'ait pas proposé quelques tisanes ou décoctions pour se soigner… Dans ma famille, nous usions de la camomille pour les digestions difficiles. Nous prenions de la fleur d'oranger quand on se sentait énervé ; on ne disait pas « stressé » dans mon enfance ! Et surtout le moindre rhume était traité en respirant des vapeurs d'eau emplies d'eucalyptus dans un grand bol sous une serviette !

Contrairement à la pensée commune, les plantes ne sont pas sans danger non plus. Le naturel ne veut pas dire automatiquement « bon pour la santé ». Certains végétaux peuvent être très toxiques, voire mortels, pensons à l'amanite phalloïde, aux baies de l'if ou à la colchique qui fleurissent dans les prés à l'automne ! La phytothérapie nécessite donc une bonne connaissance préalable des indications, contre-indications et effets secondaires de chaque plante. Même naturelle, il convient toujours d'être très prudent et de se renseigner. Leur caractéristique pure ne doit donc pas laisser croire qu'elles sont inoffensives[1]. On peut rencontrer des effets indésirables ou encore allergiques...

Afin d'éviter un certain charlatanisme – parfois on ne peut le nier –, une directive dresse une liste de 21 indications, pouvant être traitées exclusivement par la phytothérapie[2].

Quelques exemples de pathologies traitables en phytothérapie	
Indications principales	Plantes utilisables
Douleurs articulaires	Cassis (feuille), Frêne, Saule, Reine des prés
Pour faciliter la digestion	Artichaut, Boldo, Chicorée, Fumeterre, Tilleul Menthes, Pissenlit, Romarin,
Troubles digestifs, notamment	Aneth, Angélique, Anis vert, Badiane, Basilic, Cannelles, Coriandre, Aspérule, Giroflier, Estragon, Fenouil doux, Marjolaine, Mélisse, Menthes, Origan, Romarin, Sarriette, Sauge, Serpolet, Millefeuille, Thym, Verveine

---

1. En Europe, certaines plantes sont soumises, comme les médicaments, à une autorisation de mise sur le marché et les produits qui en sont extraits sont vendus uniquement dans les pharmacies et parfois sur ordonnance.
2. Ministère de la Santé, BO 86/20 bis.

Sensations de jambes lourdes	Aigremoine, Airelle, Alchemille
Désagréments des hémorroïdes	Bourse à pasteur, Cassis, Marron d'Inde, Lamier blanc, Mélilot, Viburnum, Ratanhia, Ronce, Salicaire, Vigne rouge, Hamamélis

De surcroît, pour toute une série de pathologies critiques, comme le diabète, le sida, le cancer et même l'hypertension artérielle, la phytothérapie doit être envisagée seulement comme un plus ou un confort.

L'homéopathie

L'homéopathie est une pratique désormais bien connue. Tout a été dit et redit à son sujet. Pour moi, elle n'a jamais marché, y compris durant ma période de crises, il y a plus de trente ans. Malgré deux cents ans de pratiques – le médecin saxon Hahnemann a posé ses bases en 1796, dans un essai *Organon de l'art de guérir* –, et une certaine popularité, l'efficacité thérapeutique de l'homéopathie est grandement controversée. Les avis des médecins sont très partagés, certains la considèrent comme inefficace ou encore la comparent à un placebo. Mais pour d'autres et certaines pathologies, elle tient du miracle ! Soyons pragmatique, si elle fonctionne pour nous, pourquoi s'en priver ; même s'il n'existe pas de preuve scientifique de son efficacité.

Son principe thérapeutique est simple : l'homéopathie vise à stimuler par des substances, à des concentrations infinitésimales, les défenses de l'organisme d'un individu malade, afin qu'il combatte par lui-même. Le traitement est facile à suivre, nous pouvons l'associer sans problème à d'autres thérapeutiques. On connaît peu de risques d'accoutumance ou de dépendance. On ne rencontre pas non plus de contre-indications et les effets secondaires sont très rares. Seuls certains granules, contenant du lactose ou du saccharose en excipient peuvent avoir un effet sur les personnes intolérantes à ces substances.

Néanmoins, les préparations homéopathiques ne doivent pas remplacer les traitements traditionnels. Dans les cas de maladie grave, comme les accidents cardiaques, le diabète ou les cancers, il vaut mieux s'abstenir. Pour ces cas, l'homéopathie ne peut pas suppléer une thérapie plus traditionnelle. Au mieux, elle peut compléter par confort un traitement, mais ne peut pas le remplacer…

L'acupression

L'acupression fait partie de la médecine traditionnelle chinoise, au même titre que l'acupuncture. Une grande différence : nos doigts remplacent les aiguilles ! Ils peuvent faire aussi bien, ce n'est pas rien ! On peut la pratiquer soi-même et je l'utilise largement avec succès chaque fois que je ressens une douleur qui commence à s'installer.

Dans l'acupression, on agit par pression sur des points particuliers du corps. Les spécialistes chinois parlent de nœuds d'énergie le long des trajets qui parcourent le corps appelés « méridiens ». En réflexologie, on parle de zones réflexes : chaque zone du corps a sa « projection » sur le pied ou la main[1]. Il s'agit de points semble-t-il reliés aux différents systèmes (digestif, respiratoire…) ou organes du corps. Avec ma rationalité de scientifique, il m'est difficile

---

1. Aux côtés de la réflexologie des pieds et de la main, il existe la réflexologie des lobes de l'oreille et du visage ou « Dien chan », de son nom en vietnamien.

d'entrer dans ces explications. Par contre, je suis obligé de dire que c'est très efficace pour moi... Je traite ainsi mes maux de tête, de ventre, de dos et même de dent... Elle m'a souvent soulagé sans recours au Paracétamol ou autres Aspirines.

L'acupression est une médecine douce d'un grand secours en matière de bobos ou de confort en période de soins. Elle peut apporter du soulagement, en rendant acceptable une douleur à la tête, au ventre, aux dents ou dans le dos. Elle est envisagée en complément pour donner l'opportunité à l'organisme de réagir contre la maladie. Les médecins la proposent dans les maladies de Crohn, de Ménière, de Lyme et surtout dans le traitement des maladies de la peau. On peut également l'envisager pour prévenir. Elle peut réduire l'angoisse ou notre niveau de stress. Surtout elle permet de se détendre ou de retrouver un meilleur sommeil.

La stimulation des différents points d'acupression se fait par pression-rotation. Il existe bien des cartes, mais il vaut mieux prendre le temps de découvrir les points qui soit nous font du bien, soit diminuent notre douleur. Pour démarrer, commençons par les points nous libérant du stress ou de l'angoisse :

— la main : il se situe sur le creux de la main entre le pouce et l'index

— le pied : il se situe entre le creux osseux du premier et du deuxième orteil

— au sternum : il se repère entre les deux seins

— dans l'aine : il se trouve dans le creux de l'aine, en haut des cuisses

— au visage : il se trouve entre les sourcils à la naissance du nez

— à l'oreille : il se situe sur la partie supérieure du pavillon

Pour traiter la migraine, appuyons fermement avec nos doigts autour de la zone endolorie et lâchons brutalement en expirant fortement ou encore avec notre pouce, appuyons sur les points entre les tendons du premier et deuxième orteil et du deuxième et troisième orteil. Recommençons plusieurs fois.

Pour nous détendre, effectuons les pressions avec l'extrémité de l'index ou du pouce, sur l'arrière du crâne durant une durée de 5 à 10 secondes. Au total, il est conseillé de pratiquer ces pressions 2 à 3 fois par jour en prévention.

Le bilan de santé

De temps à autre, n'hésitons pas à s'alerter soi-même et pour cela réaliser périodiquement notre état des lieux. Sur ce plan, nous avons pleinement besoin de la médecine. Elle nous accompagne pour contrôler quelques paramètres importants de notre organisme. Sont-ils dans la zone attendue ? Et s'ils divergent, de combien ? Est-ce acceptable ou cela risque-t-il de devenir néfaste ?

Ne soyons pas hypocondriaques toutefois, ne réclamons pas en permanence des examens en tous genres. N'imitons pas Michel Drucker ! Deux stéthoscopes sont installés en permanence sur son bureau. « Au moindre bobo ou coup de fatigue, je consulte. Je me fais examiner régulièrement par un cardiologue, un pneumologue, un neurologue, un oto-rhino, un diététicien et un ostéopathe… », confiait-il à *Paris Match* en 2012, alors qu'il fêtait ses soixante-dix ans ! Cela peut devenir une vraie maladie, difficile à gérer par la personne et son entourage. Toutefois un bilan de santé tous les cinq ans quand on est jeune[1], tous les deux ans quand on dépasse la soixantaine peut être un plus. Son objectif est de déceler d'éventuelles pathologies contractées ou de dépister des affections ignorées ou latentes, afin de réagir de manière précoce. Pour être optimal, cet « inventaire » peut comporter :

— un prélèvement sanguin : numération formule sanguine, vitesse de sédimentation, glycémie, cholestérol, triglycérides, transaminases, gamma GT, TSH

— une analyse d'urines : recherche de la présence de sang, de sucres, d'albumine, etc.

— un examen bucco-dentaire

— des tests visuels et auditifs

— un bilan biométrique : taille, poids, mesure de l'IMC (indice de masse corporelle pour savoir si surpoids)

— un électrocardiogramme

— un contrôle de la pression artérielle

— un contrôle de la capacité respiratoire : asthme, bronchites chroniques ou dépistage des problèmes liés au tabagisme

— un test de recherche du sang dans les selles pour le dépistage du cancer colorectal

— une radio pulmonaire : dépistage de la tuberculose et du cancer du poumon

— un test de la mémoire, principalement pour les personnes âgées

— un entretien avec un diététicien.

Une consultation avec un médecin permet de faire le bilan ; c'est un moment d'écoute et d'échanges avec des professionnels de santé pour obtenir des conseils. Si nécessaire,

---

1. L'Assurance maladie offre un bilan de santé tous les cinq ans à chaque assuré. Au menu, batterie de tests, précédés et suivis par un examen clinique par un médecin : prise de sang, contrôle de la vision et de l'audition, évaluation de la capacité respiratoire, électrocardiogramme, examen dentaire et analyse d'urines.

ce peut être un accompagnement dans une démarche d'accès aux soins. Il pourra être décidé de pratiquer :

— des examens complémentaires (dépistage du HIV ou de l'hépatite C)

— un examen gynécologique (pour les femmes) : frottis du col de l'utérus et recherche de cancer du sein si cela n'a pas été effectué par ailleurs.

La Sécurité sociale nous le propose tous les cinq ans. N'hésitons pas à nous en offrir un ou à en offrir un à nos proches chaque année, comme cadeau d'anniversaire par exemple !

Attention ! reconnaître une urgence médicale[1]

Éviter les médecins ou les bobos ne veut pas dire rester inconscient... Sachons reconnaître une urgence médicale. Si nous avons les symptômes suivants, allons tout de suite aux urgences ou appelons ou faisons appeler le SAMU :

— plus de 40 °C de fièvre

— sentiment de confusion

— crises

— mal à respirer

— des douleurs à la poitrine ou à l'abdomen ou surtout au bras gauche

— pas uriné depuis plus de 12 heures

— douleurs violentes des deux côtés de la tête (comme dans un étau) ou dans la nuque

— douleurs sévères et brutales de n'importe quelle partie du corps

— saignement qui ne s'arrête pas après 10 minutes de compression

---

1. Cette liste n'est pas exhaustive malheureusement, elle reprend les symptômes les plus fréquents.

— vomissements sévères ou persistants, notamment dès qu'il y a vomissements de sang
— perte momentanée de la vision d'un ou des deux yeux
— sang dans les urines
— chute avec des contractions involontaires des muscles et mouvements saccadés
— chute avec perte totale de conscience
— troubles du langage et de l'expression
— paralysie faciale
— paralysie des membres inférieurs ou supérieurs

Nous faisons-nous assez confiance ? Notre corps sait se guérir seul… ou presque. Pas la peine de nous précipiter au moindre bobo chez le médecin. Celui-ci est de bons conseils pour nous prévenir : pensons de temps à autre à faire des bilans de santé.
Cependant, pas question de faire l'autruche ! Repérons s'il ne s'agit pas d'une urgence médicale. Sinon… pensons au repos et à quelques douceurs, à commencer par un fruit ou un verre d'eau. Il existe encore l'acupression, l'homéopathie, la phytothérapie… Attention toutefois à l'automédication !

10. Recherchons
ce qui nous fait du bien !

Notre vie actuelle est devenue trépidante. On y est soumis aux aléas d'une vie quotidienne parfois difficile. Notre mode de vie est souvent irréfléchi : les servitudes qu'on se crée de peur de ne pas être semblables – ou mieux – que les autres. Que ne s'invente-t-on pas… : les sorties accumulées pour paraître, la multiplication des rencontres pour exister ! Aujourd'hui, nous nous confrontons encore aux mails, aux tweets permanents ou… que sais-je encore ? Même si nous ne le prenons pas en gélules ou en comprimés, Facebook n'est pas sans effets secondaires !

Ajoutons les fardeaux introduits par le travail quand on en trouve… Les contraintes imposées par souci de productivité, le surmenage, le harcèlement des petits chefs, la hantise des licenciements sont d'autres sources de stress, à l'origine de pathologies cardiovasculaires. Notre corps se trouve en permanence pris dans un engrenage, assailli, agressé, et en définitive frustré par rapport à nos désirs…

Toutes ces tensions sont accumulées consciemment ou… viscéralement. Notre organisme ne peut tenir longtemps pour faire face à toutes ces sortes de tensions ou de contrariétés. Apparaissent des difficultés de concentration, des troubles de la mémoire. Pour « gérer » ces frustrations, certains passent par le mode colère contre leurs proches ou leurs collaborateurs, d'autres compensent par un trop-plein de nourriture. Le poids joue au yo-yo ou encore les infections se multiplient… Combien de fois tombons-nous malade le week-end ou en vacances ! Par cette réaction, le corps se libère un peu de toutes ses pressions.

Pourquoi ne pas prendre le temps de l'entendre avant qu'il commence à gémir ? Nous ne voulons pas écouter une douleur lombaire naissante, un lombago douloureux s'installe avec ténacité. Notre corps voudrait-il nous signifier : « J'en ai plein le dos » de toutes ces activités parfois stériles ? Et que dire de ces terribles crampes au ventre au moment de rendre un rapport ? Le burn-out n'est alors pas très loin… Cette pathologie touche en premier lesdits « battants ».

Sentons monter la pression et ménageons-nous des pauses. Encore faut-il percevoir son niveau de tension ou de stress (voir chapitre 7). Ce sont bien souvent les personnes concernées qui ne s'écoutent pas. D'autres ne se le permettent pas, il faut faire face sur les plans familial ou professionnel ; leurs propres valeurs ou leur orgueil personnel ne permettent pas de dire ou même de ressentir.

En matière de lâcher-prise, plutôt que de payer pour des techniques qui ne « marchent » que pour ceux qui les ont mises au point, repérons nos propres possibilités pour nous détendre, nous évader de nos soucis. Choisissons bien sûr celles qui nous conviennent le mieux. Le plus efficace est de choisir une forme d'expression qui nous « habite » : des activités d'art, théâtre, danse, yoga, lecture, rythme, chorale ou musique. Et si on ne se sent pas « intello », pourquoi ne pas envisager le jardinage, la balade ou le tricot ? En tout cas, quelques pratiques qui nous renvoient à une quiétude…

La recherche de ce qui nous fait du bien est un atout formidable pour éviter les pathologies ou quand celles-ci sont installées ne pas aller vers les complications. En amont, recherchons un bien dans l'être… et pour commencer, prenons déjà du temps pour soi…

Trouver un temps pour soi

Trouvons d'abord quelques instants, uniquement pour… soi. Que d'excuse pour dire que nous ne pouvons pas : « Je n'ai pas le temps ! » Est-ce vraiment… vrai ? N'est-ce pas plutôt un moyen d'exister aux yeux des autres : « Je veux paraître quelqu'un de bien parce qu'affairé ! » N'est-ce pas plutôt un manque de culture de soi ? Pour prendre cette direction, commençons par de tout petits instants. Pourquoi ne pas envisager une pensée bienveillante pour soi tous les matins en se levant et le soir en se couchant ? Mieux faisons-le devant une glace pour se parler à soi-même…

Pourquoi ne pas prendre 45 secondes pour soi ? Ne me dites pas que ce n'est pas possible ! C'est moins que le temps d'une cigarette… Et si nous sommes au boulot ou si la famille nous réclame, accordons-nous 45 secondes – pas une de plus. Et si nous ne pouvons faire autrement, dans les toilettes ! Le seul lieu où souvent nous trouvons un peu de tranquillité… Juste avant de commencer à travailler, ou chez soi, ces 45 secondes vont nous accompagner à être attentif à soi. Nous pouvons sentir notre corps et quand le rituel est installé : réfléchir à nos besoins, nos désirs ou nos projets (voir chapitre 10)… Voilà une première approche pour nous « prendre en mains ».

« 45 secondes » rien qu'à soi !

Pour ces 45 secondes, où que nous soyons, fermons les yeux, respirons lentement avec le ventre et habituons-nous à être vigilant à notre état intérieur. Pour commencer, percevons la présence attentive de notre souffle, ressentons l'état émotionnel de notre ventre. Attentif à soi, mais pourquoi pas à son environnement.
Si au début il nous est difficile de nous centrer sur nous, accordons-nous ces 45 secondes pour regarder autour de soi une fleur, un objet, un beau visage, pour écouter un bruit ou encore communier avec la nature ou avec la matière, selon notre choix. Une technique simple à la portée de chacun pour commencer à s'occuper de soi.

La relaxation

Quand le pli est pris, on peut viser plus haut : nous sommes prêts pour nous accorder un temps plus long, axé sur la relaxation pour se débarrasser du stress et aller à l'écoute de l'intérieur de soi. Pour débuter, tout est dans la respiration et dans le ventre. Une respiration profonde par le ventre est d'une grande efficacité pour une première chasse au stress. Le bienfait immédiat : une meilleure oxygénation du cerveau. Pour bien respirer, après avoir fermé les yeux, inspirons profondément par le nez, ensuite, évacuons très lentement l'air contenu dans les poumons par la bouche. Cette évacuation de l'air est plus lente que l'inspiration. Je fais ce petit exercice chaque fois que je sens le stress monter en moi pour l'esquiver.

Quelques exercices de relaxation pour débuter

Allongeons-nous sur un tapis dans un lieu pas trop froid. Tout est d'abord affaire de respiration ventrale. Il nous faut respirer calmement par le ventre comme quand nous étions bébé. Poser une main sur le ventre et essayer de la repousser en inspirant. Pour se repérer, c'est tout le contraire de la gymnastique de l'école. On ne gonfle pas la poitrine, mais le ventre. Prendre le temps d'inspirer et d'expirer calmement.

Chacun des mouvements ci-après doit être fait très lentement, en essayant de sentir notre corps. Sur une inspiration un peu longue, serrer les poings, bloquer la respiration 10 secondes tout en serrant bien les poings et expirer en relâchant les doigts.

Reprendre calmement la respiration et faire de même en serrant les mâchoires fortement et en inspirant. Nous bloquons… et nous expirons.

Faire plusieurs fois ces deux mêmes exercices. De même ensuite et successivement en crispant les pieds, en remontant les épaules puis en décollant le ventre et prenant appui sur les pieds et les épaules. Entre chaque exercice, reprendre une respiration calme.

Tout en gardant une respiration apaisée, essayer alors de ressentir notre corps de l'intérieur en commençant par les pieds, les jambes, les cuisses et en remontant progressivement jusqu'à la tête. Calmement toujours sur une inspiration contracter la zone tendue et la relâcher en expirant.

Donnons-nous simplement 20 minutes chaque jour, en rentrant du travail ou après avoir assuré les urgences familiales. Nous y apprendrons progressivement à discerner notre corps de l'intérieur. N'hésitons pas à prendre un bain chaud, sans plus, pour nous centrer sur nous-mêmes vers une… béatitude. Essayons pendant ce temps apaisé de percevoir les ressentis qui surgissent des parties de notre corps. Pour y devenir sensible, inventons une promenade interne dans notre organisme en partant des orteils... jusqu'au bout des cheveux. Très lentement...

Profitons-en pour rêver un court instant comme nous le faisions, enfant, en classe. Dans un monde du toujours « plus », n'oublions pas les bienfaits de la rêverie éveillée. À moins que nous préférions fréquenter une école de méditation. Déjà, prendre de temps à autre cinq minutes pour « se vider » la tête, relâcher toute la pression habituelle de la vie fait retrouver une certaine lucidité. Nous pouvons considérer notre existence avec plus de clarté et plus de recul, éviter de nous laisser submerger par de petits détails. Autant de façons de diminuer les poussées permanentes. Un « travail » sur soi peut alors commencer.

Méditation

Méditation, le mot surprend encore... Certains pensent tout de suite à quelques obédiences asiatiques – yoga, zen, tantra, taï-chi –, à travers un exercice spirituel préparant à la contemplation... demandant au moins trois mois d'abstinence dans un monastère bouddhiste perdu au fin fond du Népal ou de la Mongolie-Intérieure... Si tel est notre conception, inutile de l'envisager pour nous. Je connais pourtant des personnes qui se sont guéries de pathologies graves de la sorte. Ma proposition, celle que je pratique est plus soft. Elle regroupe relaxation, respiration, concentration sur soi, arrêt des processus de la pensée et maintien de l'observation de soi.

Comme le sujet est vaste, abordons pour démarrer une méditation immobile, plus aisée à pratiquer chez soi. Elle repose sur un moment de calme, une posture agréable ou un mouvement lent, un travail de respiration et une présence attentive à l'instant, à un objet ou à soi. Le mieux est de choisir un moment et une durée déterminée – dix minutes, à l'heure qui nous convient le mieux – quand les enfants ou le conjoint sont partis, quand nous nous levons ou nous couchons et essayons de nous y tenir. Choisissons un endroit agréable, toujours à la même place, de préférence dans un lieu silencieux. Installons-nous sur un tapis, assis face à un mur ; choisissons des vêtements confortables sans ceinture et sans chaussures.

Prenons une posture facile – assis en tailleur ou sur les talons – et amorçons une relaxation en respirant calmement par le ventre. Fermons les yeux et ralentissons légèrement la respiration. Nous pouvons nous concentrer sur la sensation de l'air qui rentre par nos narines et qui sort de nos narines. Bravo ! Nous avons fait notre première séance de méditation. Plutôt différent de tous les discours des initiateurs en tout genre qui essaient de nous en mettre plein la tête ! Bien sûr les adeptes de ce type de pratique seront effarés, mais le quidam qui débute décèlera une première sensation de détente. C'est un bon début. Imaginons les résultats après quelques semaines de pratique dans les « règles de l'art ».

Les fois suivantes, prenons mieux conscience de notre respiration, jusqu'à ce qu'elle ralentisse et devienne plus légère. Concentrons-nous sur notre ventre ; cet exercice de concentration contribue à éviter la dispersion de la pensée. Notre cerveau commence à s'apaiser et à prendre du recul par rapport à toutes nos pensées qui défilent en permanence dans nos têtes[1]. Nous pouvons aller vers l'écoute de notre corps, dans un premier temps, pour lâcher nos

---

1. Pour éviter d'être distraits sans cesse par notre flot de pensées, les diverses écoles ont mis en place soit des exercices, soit des récitations (mantras, koans...).

tensions[1], ensuite passons en revue nos aspirations les plus profondes...

Cette concentration permet de lever les voiles, les incompréhensions, les tensions internes, les contradictions et les histoires que nous nous racontons à nous-même[2] pour exister. On apprend progressivement à s'accepter tels que nous sommes réellement. C'est un premier pas vers une plus grande sagesse. Même si nous ne sommes pas prêts pour cette introspection, notre capacité d'attention nous procure déjà un certain contentement.

Massages

Offrir un massage à son partenaire, voilà une autre excellente idée pour se faire mutuellement du bien. C'est en plus pour moi une délicieuse manière d'être ensemble et de partager. Pourquoi ne pas l'envisager également comme cadeau ! Le déficit de la Sécurité sociale pourrait être facilement comblé si la culture du massage se développait dans notre société. Heureusement, les jeunes s'y mettent plus aisément. Actuellement la société occidentale est encore bien pauvre en la matière. On pourrait même dire qu'elle manque totalement de culture de la vie...

À titre d'exemples, voilà quelques façons différentes de masser, proposées par un seul traité de massage taoïste ! Saurions-nous les distinguer ? Saurions-nous les pratiquer ?

---

1. On peut envisager un moment d'« état modifié de conscience ». Mais ne nous méprenons pas, il s'agit seulement de se concentrer sur un objet ou une partie de soi.

2. Nous vivons souvent dans le déni de ce que nous faisons, voire même de ce que nous pensons pour exister...

Les divers touchés de massages

Le trait de plume	L'anneau sautant
Le pointillé	Le pianotement
Le pinceau	Le tapotement
Le pas de moineau	La tape, la claque
Le pas japonais	L'empaumement
La titillation	Le pétrissage
Le pincement plissant	Le peigne
Le pincement tournant	Le pas de coq
L'araignée	La griffure
Le lissage	L'égratignure
Le polissage	L'incrustation
Le revers	Le pinçon
Le rail	Le revers
Le fer à cheval	La patte de paon
L'anneau coulissant	La griffe du tigre
L'anneau serrant	

En attendant de nous cultiver, question massage, nous pouvons débuter de façon rudimentaire ! Essayons de masser à pleines mains, les doigts bien étalés et de façon douce. Nous pouvons le pratiquer facilement et mutuellement en famille ou au travail pour quelques minutes de pause. Mais envisageons-le de façon plus voluptueuse. Un massage luxurieux implique de tenir les mains toujours en contact avec la peau de notre partenaire. Dans ce cas, enduisons nos mains et la partie massée d'huile tiède. Osons l'huile d'olive, elle est plus sensuelle que toutes les crèmes du commerce !

B.A. ba du massage

Installons notre partenaire d'abord sur le dos dans une pièce bien chauffée ; pas sur un lit mou, mais sur un

tapis au sol recouvert d'une serviette de bain parfumée…
Mettons-nous à genoux derrière sa tête et posons nos mains
sur ses épaules et demandons-lui de respirer par le ventre,
à son rythme.
Descendons nos mains le long des bras, puis massons le
front et les tempes.
Retournons-le sur le ventre et installons-nous à califour-
chon sur ses reins et commençons par lui masser le dos ;
remontons sur la nuque et les épaules, puis le cuir chevelu.
Insistons sur ce dernier.
Plaçons-nous ensuite à ses côtés et massons-lui les jambes,
les chevilles, puis longuement les pieds.
Retournons-le une autre fois, installons-nous derrière sa
tête et attaquons le massage par les hanches, continuons par
les bras, les mains, le visage et terminons par la poitrine,
toujours en prenant le temps et en essayant de sentir les
diminutions de tension dans le corps massé.

Le massage se conçoit de façon réciproque. Après
avoir massé, faisons-nous masser… Puis prenons le temps
d'échanger ensemble en restant en contact par les mains et
buvons un thé ou une bière, selon notre goût pour le plaisir. Nous pouvons ensuite nous spécialiser dans une école
pour affiner le massage assis ou s'enquérir de la diversité
des massages traditionnels : Shiatsu, Tuina, Relaxation
Coréenne, massage thaï, Abhyanga, ayurvédique… Grâce
à ces techniques, notre corps renoue avec les sensations
et une certaine relaxation anti-stress. Il peut nous guider
vers une certaine sérénité.
Un massage avec un partenaire choisi est quelque peu
différent ; il n'est plus simplement affaire de technique,
il est un « langage » pour favoriser notre sexualité (voir
chapitre 3) ; il permet d'exprimer, voire de réanimer, le
désir. Cela nécessite un vrai cérémonial qui mêle douceur,

érotisme, éventuellement passion. Enlevons-lui au préalable tout ce qui peut le (la) serrer : ceinture, chaussure, habits trop étroits… Prenons notre temps et évitons les zones les plus sensibles au début de notre massage ! Attendons que notre partenaire soit vraiment détendu, et sûrement très excité, pour commencer à frôler en douceur l'intérieur des cuisses et des bras, la naissance des fesses, les mamelons (y compris pour les hommes).

En gardant contact en permanence avec sa peau, canalisons l'excitation qui ne devrait pas manquer de monter. Et si nous voulons encore augmenter la volupté, calons nos mouvements sur le rythme de sa respiration, et respirons au même rythme que lui !

Les bases du massage érotique

Les massages sont une occasion d'être à l'écoute de l'autre et de ses sensations, de jouer avec sa sensibilité, ses ressentis et surtout de donner du plaisir. Ces massages se révèlent alors d'excellents préliminaires…

Pour optimiser les effets relaxants mais aussi érotiques du massage, n'hésitez pas à prendre le temps et à soigner l'ambiance. De la musique douce, du parfum, des huiles de massage parfumées créeront une coupure avec le quotidien et une véritable bulle de sensualité. Il existe sur le marché des bougies *ad hoc*. Mais des bougies normales feront l'affaire, ajoutez par-dessus de fines pellicules de gingembre ou de bois de santal, particulièrement aphrodisiaques.

Massez plutôt sur un tapis à longs poils ou une moquette un peu épaisse si votre partenaire n'est pas allergique. Guettez chacune de ses réactions. Demandez-lui s'il apprécie, s'il préférerait un autre endroit et avec quelle intensité. Quand vous êtes massé, exprimez vos préférences. N'hésitez pas cependant à vous laisser surprendre !

Commencez par un massage du dos. Calez-vous sur ses fesses sans vous appuyer, vous sentirez ainsi monter son excitation et vous pourrez accompagner vos mouvements des mains de très légers balancements du bassin. Partez du bas de la colonne puis remontez le long, pour créer une onde chaude et douce jusqu'aux trapèzes, ces muscles en haut du dos.

Passez ensuite au massage du visage, asseyez-vous en tailleur et positionnez sa tête dans le creux de vos cuisses. Enfin attaquez doucement le ventre en vous penchant délicatement et progressivement stimulez les zones érogènes – seins, sexe… – de son corps par des caresses et des effleurements, constitués de brefs mouvements circulaires que vous espacez. Au fur et à mesure, vous pourrez ralentir le rythme et raffermir la pression exercée, et masser dans le rythme de la respiration pour encore plus d'effet. Enchaînez vos massages érotiques en prodiguant des caresses avec vos seins, votre bouche et en ciblant des zones de plus en plus sensuelles pour parachever sur son sexe…

En cas de disette

Pas le temps de filer au spa pour un massage… Pas de partenaire, pas grave ! Pratiquons l'automassage pour nous requinquer[1]. Formidable antistress, cet automassage nous ramène au calme avant une réunion, comme en cas de surcharge de travail… Pour les insomnies également, elle peut nous éviter bien des nuits blanches, tout comme nos petits ennuis de digestion… Je l'utilise également en matière de jet lag. L'originalité de cette pratique réside dans sa simplicité.

---

1. Le Do In est une technique inventée par les Chinois il y a plus de 5 000 ans, il se pratique par pressions des doigts. Proche de l'acupression, il préconise l'utilisation du pouce, ou bien de l'index et du majeur ensemble.

Pour commencer, nous appuyons franchement sur une partie de notre corps, puis nous retirons nos doigts avec une certaine douceur. Nous recommençons sur une autre. Bien sûr, nous prenons le temps, même s'il s'agit d'une courte période de 5 à 10 minutes ! Pendant toute la durée de l'automassage, nous restons présent à ce que nous faisons, notre esprit se tient à l'écoute de nos sensations.

Quelques exercices d'automassage à faire chez soi

Automassage de la tête et du visage
Massons notre tête avec nos deux mains en partant du crâne et en décrivant de grands cercles.
Massons nos tempes avec le bout des doigts en effectuant de petits cercles.
Massons doucement nos sourcils en suivant leur courbe.
À partir du nez, massons en passant sur les joues.
Avec le bout de nos dix doigts, massons une dizaine de fois notre front du haut vers le bas, puis les joues.
Plaçons nos doigts écartés de part et d'autre des oreilles (pouce et index derrière, les autres doigts devant) et frictionnons vigoureusement une dizaine de fois vers le haut.
Mains à plat derrière notre tête (au plus haut de la nuque) frictionnons lentement la base du crâne.

Automassage des mains
Assis sur nos talons, le dos droit, frottons nos paumes de mains l'une contre l'autre tout en expirant profondément.
Inspirons et tendons très lentement les bras écartés vers le haut, en inspirant.
Ramenons nos mains l'une contre l'autre et répétons cet enchaînement trois ou quatre fois de suite en respirant lentement par le ventre.

Automassage des bras
Le bras gauche devant, fermons la main droite. Avec ce poing droit, massons la main gauche puis remontons en tapotant depuis le poignet jusqu'à l'épaule.
Redescendons toujours en tapotant la face interne du bras, de l'avant-bras, du poignet et de la main.
Répétons lentement en sentant notre respiration ventrale avant de changer de bras pour faire la même chose du côté droit.
Assis, massons à pleines mains nos jambes des pieds jusqu'aux hanches.
Répétons trois fois ces gestes.
Pétrissons nos cuisses avec nos mains.
Répétons trois fois ces mouvements.

Automassage des seins
Très lentement, massons nos seins par des mouvements circulaires.
Palpons-les doucement puis recommençons[1].

Automassage des pieds
Assis en tailleur, prenons nos pieds à pleines mains.
Massons lentement la paume des pieds, puis massons le talon.
Recommençons l'exercice plusieurs fois.

Inutile d'attendre que le stress ou l'angoisse nous submerge. Pour retrouver une certaine quiétude dans la vie courante, la stimulation discrète de l'aine par les mains dans la poche ou du lobe de l'oreille est un bon début. Durant le temps de travail ou chez nous, si nous ne pouvons faire autrement, profitons toujours des toilettes. Appuyé contre un mur, massons-nous le sternum, au milieu de la

---

1. Cet exercice peut être également pratiqué par les hommes sur leur poitrine.

poitrine, ou le cuir chevelu en respirant très profondément mais très lentement. Dans certaines entreprises ou dans les écoles chinoises, il est habituel de se masser très très lentement le tour des yeux en début d'activité. Ils font 8 tours, le chiffre symbolique de la Chine. Pourquoi ne pas l'instaurer plus largement chez nous ?

Le rire

Le rire est bon pour la santé, entendons-nous dire… Cela est maintenant prouvé. Il décharge le corps des tensions accumulées[1]. « Plus de douleur, diminution de l'inflammation, rapidité de réaction, intellect en érection, vive le rire thérapeutique ! Vous subissez une désintoxication morale et psychique. Comme le proclame le proverbe : "Le corps se fortifie dans la joie et s'affaiblit dans la tristesse." Une minute de rire et 30 minutes de relaxation. Dix minutes de rire chaque jour et dix ans de vie en plus ! » comme l'écrit Benoît Bunico[2]. Le rire est créé par un décalage entre la réalité et les perceptions ou les représentations de chaque personne. Il se communique de proche en proche. Il possède ainsi un effet apaisant et relaxant par le cocktail d'hormones qu'il engendre en quelques minutes. Tous nos neurones « éjaculent » des catécholamines, l'hormone de l'éveil pour les uns, du bonheur pour les autres. Elles stimulent la digestion et nous mettent en état d'éveil ; elles concourent à contracter tous nos muscles[3], en particulier le cœur, l'utérus, l'uretère et

---

1. Christian Tal Schaller, Kinou-le-clown, Corinne Cosseron, *Le Rire une formidable thérapie,* Éditions Lanore, 2010 ; Christophe Flatet, « La gélothérapie : intérêt thérapeutique du rire en médecine psychosomatique », *thèse d'exercice,* faculté de médecine de Nancy, 1989.

2. Benoît Bunico, *Le Merveilleux dans sa banalité,* Z'Editions, 1989.

3. Le rire fait travailler un nombre considérable de muscles. Rien que pour nos lèvres, nous en mettons en branle huit paires !

même la vessie. D'où l'expression « pisser de rire » ! En plus, ces catécholamines augmentent la production d'endorphines, une hormone naturelle aux effets euphorisants de la morphine.

Le rire permet également d'oxygéner l'organisme et pour commencer le cerveau. C'est en soi un exercice respiratoire intense quand nous piquons « un fou rire ». Nous sentons notre diaphragme, nos muscles abdominaux ; ils évacuent les résidus présents dans les poumons et ainsi augmentent notre capacité respiratoire. C'est comme si nous faisions notre jogging[1].

De plus, le rire introduit des effets très positifs sur le système immunitaire. Les endorphines, toujours elles, contribuent à accroître le taux d'anticorps, avec une production d'immunoglobulines A dans les voies respiratoires ; ce qui permet au corps de mieux se protéger contre les bactéries, les virus et autres micro-organismes pathogènes.

Bien sûr, la rigologie, ou la gélothérapie ainsi que l'on nomme la thérapie par le rire, ne peut soigner une dépression sévère, mais elle permet d'exprimer de manière ludique des émotions avec lesquelles nous sommes moins à l'aise dans la vie quotidienne. Rigoler pleinement libère l'esprit de nos préoccupations et peut permettre à la personne de dépasser une angoisse ou un malaise. N'oublions pas que le rire a en plus une fonction sociale ; il améliore les relations personnelles, le sentiment d'appartenance et renforce l'estime de soi. Ce qui explique son importance dans l'équilibre psychologique des personnes. Déjà Freud affirmait que le rire consent à la personne de démontrer son refus de se laisser abattre par la souffrance. Il insistait alors sur « l'invincibilité de son moi, pour faire triompher le principe du plaisir, tout en demeurant sain d'esprit ».

---

1. Le rire est provoqué de manière mécanique par l'activation des muscles faciaux et abdominaux. Ceux-ci mettent à contribution le système cardio-respiratoire et produisent ainsi un « massage » des organes internes.

Cette conception thérapeutique du rire est de plus en plus étayée par des observations scientifiques[1]. Peu de médecins sont encore enclins à prescrire le rire comme « aide à la guérison », privilégiant la médicamentation. Néanmoins, de plus en plus nombreux sont ceux qui s'accordent à dire qu'il contribue à la bonne marche du traitement. Une des premières personnes à avoir parlé de ses bienfaits dans la guérison fut le journaliste Norman Cousins. Ce dernier souffrait d'une maladie chronique dégénérative[2], le diagnostic vital était atteint. Il estimait que le fait de rire et d'avoir des fous rires lui permettait de mieux supporter la douleur. Il quitta l'hôpital, diminua son traitement médical et inventa sa propre thérapie. Il passa son temps à regarder des films comiques en prenant de la vitamine C : il pouvait dormir sans souffrir et il est parvenu à guérir de sa maladie. Depuis les clubs de rire ont proliféré dans le monde entier comme moyen de prévention ou moment de quiétude. L'objectif de ces associations est de diffuser des techniques permettant aux personnes de « rire librement ». Le fait de partager des moments avec des personnes joyeuses qui ont une attitude positive devient un bienfait pour le corps et l'esprit[3]. Le rire est d'ailleurs de plus en plus souvent envisagé à l'hôpital. Il est fréquent dans les services pour enfants avec l'usage de clowns qui tout à la fois distraient l'enfant du lieu ou l'accompagnent indirectement à comprendre sa maladie et son traitement. En favorisant le rire également pour les adultes, on leur

---

1. Alexis Marache, « L'influence du rire sur l'organisme et son implication en pathologie neurologique », *thèse d'exercice*, faculté de médecine, université du droit et de la santé, Lille, 2010.

2. La spondylarthrite ankylosante est une maladie inflammatoire de la colonne vertébrale.

3. Ces clubs sont contre-indiqués pour les personnes présentant certains états physiques à risques tels que les troubles cardiaques, l'hypertension artérielle, la hernie abdominale, etc.

donne la possibilité de sortir pour un temps du monde de la maladie : on apaise leur souffrance. Le rire engendre une sécrétion d'adrénaline et de noradrénaline qui combat de façon complémentaire les inflammations. Le rire agit ainsi en tant qu'antidouleur. D'un autre côté, moins biologique cette fois-ci, le fait de rire rend plus positif et optimiste, d'où une meilleure résistance à la douleur.

Quelques exercices

Mises en scène de situations ou de jeux étonnants (jouer à l'homme préhistorique ou à l'homme politique) ou banales (fous rires de la vie quotidienne) représentées en riant. Le rire est provoqué, donc forcé au départ. Il devient communicatif, contagieux. L'hilarité de l'animateur, puis du groupe stimule le rire de chacun. On ne ridiculise personne, ni aucun sentiment.

Par exemple, en se regardant, on stimule un rire lent que l'on intensifie progressivement jusqu'au grand rire et on le calme progressivement. Progressivement, les participants se rapprochent, la seconde fois, en cercle, tout le monde se tient la main.

Les exercices de renforcement des muscles expiratoires sont des vocalises – par exemple en oh, oh, ah, ah, ah, ah… – rythmées en frappant des mains.

Les exercices de relaxation sont des respirations profondes pour bien s'oxygéner, se relâcher, détendre les muscles et l'esprit, ressentir le plaisir induit par les rires.

Les exercices de renforcement des muscles expiratoires et les exercices de relaxation précèdent toujours les exercices de rire. Les séances se concluent en général par une méditation par le rire. C'est un exercice où l'on laisse notre rire se manifester de façon décontractée, naturelle et relaxée.

Certains clubs font appel à des exercices d'étirements, de respirations, d'autres font travailler les muscles impliqués dans l'action du rire. En plus des bienfaits physiologiques, les exercices permettent parfois d'évacuer des émotions enfouies au plus profond de soi.

La fête

Une fête, de temps à autre, a toujours été un plus en matière de santé. Elle permet de casser la monotonie d'une vie liée au travail ou à la famille. Elle introduit un peu de folie ! Au plaisir de se retrouver autour d'une belle table bien garnie avec des êtres chers ou à rencontrer s'ajoute un moment de décontraction ou d'expression… Seul bémol, la crainte de trop manger ou de trop boire et d'être barbouillé avant la fin du repas ou le lendemain.

> Des idées pour faire honneur à tous les plats
> sans souffrir d'indigestion.
>
> À table, faisons-nous plaisir et goûtons à tout ce qui nous fait envie mais ne prenons que de petites quantités et ne nous resservons pas. Prenons le temps de déguster lentement pour sentir saveurs et flaveurs.
> Pour ne pas déboussoler notre organisme, préparons-le à recevoir des repas plus riches. Prenons un petit déjeuner complet particulièrement riche en pain ou céréales suivi d'un déjeuner à base de pâtes mais pauvre en graisses avec une petite collation vers 17 heures – banane et un jus d'orange. Nous serons alors moins tenté de nous jeter sur les toasts à l'apéritif !

Idem pour la boisson. Il n'est pas nécessaire de nous soûler pour faire la fête. Profitons-en plutôt pour bouger, rire ou danser… Pour éviter de trop boire, profitons des bienfaits des eaux gazeuses. Buvons un verre avant de passer à table et éventuellement un pendant le repas, mais jamais après. En fin d'agapes, mieux vaut opter pour une infusion digestive, genre thym, romarin ou camomille.

Mais il n'y va pas que de la fête. Personnellement je n'y ai jamais trouvé ni ma place, encore moins de la joie. Sans doute est-ce trop artificiel ou trop préparé, surtout lors des fêtes institutionnelles : Noël, 14 juillet. Pour moi, mais je ne suis pas le seul, il y a les petits plaisirs… Je me référerai plutôt au livre à succès de Philippe Delerm[1], *La Première Gorgée de bière et autres plaisirs minuscules*… 34 plaisirs minuscules de la vie de tous les jours, 34 chapitres décrivant les petites joies quotidiennes qu'on aurait trop tendance à oublier, « 34 leçons pour atteindre le bonheur en toute simplicité » comme le dit la couverture de ce livre…

Pourquoi aller toujours vers le bonheur, le grand ? Faudrait-il le chercher ailleurs, notamment dans des voyages ? N'est-ce pas plutôt plus sage de trouver ses petits plaisirs, ceux qui font vraiment du bien au quotidien à notre corps ou à notre esprit. Pour moi, je les aperçois dans une rencontre ou dans un carré de chocolat noir ! Et si nous cherchions les nôtres ?

Les vertus du chocolat…

Le chocolat, surtout le noir, celui qui a plus de 70 % de cacao, est un trésor de bienfaits pour la santé. Ce bienfaiteur est l'un des aliments les plus riches en flavonoïdes, des

---

1. Philippe Delerm, *La Première Gorgée de bière*, L'Arpenteur, 1997.

antioxydants[1]. Ils contribuent à la prévention du cancer et permettent de lutter contre le vieillissement prématuré des cellules. Autre vertu, les flavonoïdes limitent les dépôts de cholestérol et dilatent les vaisseaux sanguins, limitant ainsi le risque de maladies cardiovasculaires. Le cacao est par ailleurs une excellente source de magnésium pour combattre la fatigue, le stress et l'anxiété. Enfin, il contient aussi des molécules de tryptophane, un acide aminé, à l'origine de la sérotonine. Ce neurotransmetteur joue un rôle essentiel sur l'humeur, il apporte apaisement et sensation de contentement. Quand nous nous sentons déprimé, ne prenons plus d'antidépresseur, mais du chocolat…

Bien sûr, ce n'est pas parce que c'est bon qu'il faut en prendre plus. Le chocolat se déguste, un carré doit se croquer par tout petits bouts, en pas moins de 10 minutes ! Nous pouvons alors en analyser toutes les saveurs ! En tout cas, pas plus de deux carrés par repas. Son apport énergétique est énorme, environ 500 kcal pour 100 g, soit 1/4 de nos besoins quotidiens. Alors, deux carrés de chocolat noir par repas diminuent la pression artérielle et préviennent les troubles cardiaques ou l'AVC… Sans oublier le plaisir de la bouche qui diffuse dans le corps si on y prend garde !

… et ceux de la première gorgée de bière

Les sensations que procure la première gorgée d'une bonne bière développent souvent un sentiment de « bien dans sa peau ». Des études scientifiques ont signalé une augmentation notable de la dopamine, un autre neuromédiateur qui crée cette impression dans le cerveau.

Le seul inconvénient est que ce neuromédiateur suscite le désir d'en boire plus… et là peuvent commencer les problèmes. Pourquoi ne pas se contenter de cette première gorgée, disons de ces premières gorgées !

---

1. La capacité antioxydante du cacao est 2 à 3 fois plus élevée – selon le cru – que celle du thé vert et du vin.

Il est encore une autre façon de se faire du bien, tout simplement en faisant du... bien ! Donner de son temps ou de sa personne, faire preuve de gentillesse avec l'autre, c'est bon socialement et c'est bon pour sa propre santé physique et mentale. Beaucoup de personnes le font naturellement ou pour répondre à des préceptes religieux. D'autres hésitent à le faire de peur de se faire avoir... Si nous sommes parmi ces derniers, n'hésitons plus à donner ou à être gentil. Plusieurs études universitaires démontrent[1], IRM à l'appui, que les actes de générosité et de gratitude activent les zones du cerveau qui libèrent les endorphines et la sérotonine. Ces neurotransmetteurs sont considérés comme les « hormones du bonheur ».

Si comme moi vous ne croyez pas possible le bonheur sur Terre, à moins de faire l'autruche sur tout ce qui se passe, vous pouvez les contempler en tant que messagers du plaisir ! N'avons-nous pas déjà ressenti dans le fait de donner, pas forcément de l'argent, mais un conseil, une présence ou simplement un massage, l'impression d'être à la fois plein d'énergie et très calme ? D'autres personnes généreuses disent ressentir quelques sensations de chaleur ou des frissons. Robert Emmons, auteur de *Merci ! Quand la gratitude change nos vies*[2], est formel : « Dans un compte-rendu récent d'une bonne vingtaine d'études, un psychologue a constaté que ces émotions positives, en stimulant la production d'opioïdes endogènes [d'endorphines], entraînent une moindre sensibilité et une plus

---

1. Serge Ciccotti, *Cent cinquante petites expériences de psychologie*, Dunod, 2007.

Jacques Lecomte, *La Bonté humaine, altruisme, empathie, générosité*, Odile Jacob, 2012.

2. Robert Emmons, *Merci ! Quand la gratitude change nos vies*, Belfond, 2008.

grande tolérance à la douleur. Elles pourraient avoir des effets analgésiques, stimulant la production du cerveau en substances de type morphinique. » De plus, ces substances naturelles boostent le système immunitaire, agissent contre le stress et l'anxiété. La gentillesse est un parfait antidépresseur ! Nous pouvons en abuser cette fois !

Pourquoi ne pas chercher à se faire du bien ? Et pour commencer prendre du temps pour soi. Ignorons les excuses qui nous en empêchent habituellement. Choisissons ce qui nous convient : la relaxation, les massages, la méditation, une cure de rire, une fête, un petit plaisir quotidien ou autre…

Donner de son temps ou de soi-même est encore une autre façon de se faire du bien !

11. N'oublions pas
de « travailler » sur soi

Quand on parle de santé de nos jours, on évoque encore et encore la maladie… Pourtant, il y a déjà bien longtemps en 1946, l'Organisation mondiale de la santé définissait la santé comme « un état de complet bien-être physique, mental et social, et (elle) ne consiste pas seulement en une absence de maladie ou d'infirmité ». Actuellement, les professions de santé s'occupent essentiellement de soigner les malades ! La maladie a supplanté la santé : la « santé » est devenue la « maladie ». Surprenant, cette évolution du vocabulaire !

Laissons de côté ce mésusage des mots, et revenons au soin de soi, pour constater qu'il y a comme un manque. Le vocable habituel de « bien-être » renvoie à deux aspects. Le premier est physique ; il peut être défini par la sensation d'une « bonne santé », au sens premier, c'est-à-dire physiologique par la satisfaction des besoins primordiaux du corps. Le second renvoie au bien-être qu'on affuble de « psychologique ». Une représentation strictement personnelle et un sentiment purement subjectif, issus de ressentis et de perceptions positifs, si on exclut les troubles mentaux. La personne peut privilégier la réussite sociale ou économique, la réalisation de soi, l'harmonie avec soi et/ou les autres ; des sortes de satisfactions diverses, financières, professionnelles, sentimentales que chacun interprète à sa façon…

S'épanouir et être en phase avec soi-même

Tout autant que le physique, le mental est à prendre en compte et à « travailler » avec sérieux. Rien n'est immédiat, rien n'est automatique ! C'est un passage obligé pour le bien-être. Au-delà de ces mots-valises que sont « travailler », « mental », le premier « soin de soi » conduit pour moi à mieux me connaître en tant qu'humain, surtout dans mon identité et dans l'adéquation à mes valeurs : celles que je défends versus celles que je vis, pris dans les dédales du quotidien.

Or, des prétextes, nous en avons tous pour négliger de « travailler » son mental, et en toute bonne foi. Certains pensent qu'ils ne le méritent pas. D'autres prennent l'excuse déjà évoquée du manque de temps : « Je n'ai pas le temps de m'occuper de moi. » D'autres encore n'ont pas suffisamment confiance en eux : « Je n'ai pas les moyens de travailler mon mental. » Autant d'excuses « boucliers » que l'on met en avant. Chacune d'elles abrite de l'agressivité que l'on retourne contre soi ou des messages inconscients transmis de génération en génération. « Chez moi, on s'embrassait une fois par an, et encore »

Lorsque l'on s'est construit dans un environnement affectif rigide, la douceur, les attentions, le toucher ne nous sont pas seulement étrangers, ils représentent une menace pour notre équilibre. « Ça peut faire mal » : « Remettre en question son éducation », donc risquer de faire chuter le parent de son piédestal ou ébranler les stratégies de défense qui nous ont construit. Nous verrouillons toutes les portes afin de continuer à nous traiter comme nous l'avons été. Pas facile de s'autoriser à aller là où les parents se sont interdit de s'aventurer : se faire plaisir, prendre du temps pour soi, savoir s'écouter, etc. Cette démarche n'est jamais aisée. Pour sortir du schéma de répétition familial, nous devons surmonter un fort sentiment de culpabilité ou une mauvaise conscience[1]...

Repenser nos valeurs

Prendre en compte nos faiblesses – nos manques de concentration, nos stress, etc. – et nos points forts – la volonté de se dépasser, l'enthousiasme, le plaisir de la vie... – représente une première étape pour être au « mieux dans sa peau ». Chaque personne devrait pouvoir explorer ses valeurs auxquelles elle tient particulièrement, celles qu'elle défendra dans n'importe quelle situation. Et pour commencer, tentons de les expliciter : « Ma vie est-elle fidèle à mes principes ? » Nombre de pathologies sont implicitement liées à des non-dits, à des décalages entre ce que nous voulons vivre et ce que nous vivons. Fréquemment, ne sommes-nous pas obligés de subir différentes contraintes, liées à notre passé, notre voisinage, à la société ? Et par habitude ou facilité, nous n'osons pas bouger ou jeter...

Mais d'ailleurs, ces valeurs sont-elles vraiment les nôtres ? Très souvent, l'éducation familiale, la culture locale nous inculquent des principes qui ne nous correspondent

---

1. Il est plus facile de prendre soin de soi lorsque l'on a appris en famille à s'accepter, à s'aimer. En retour, apprendre à se prodiguer des soins peut conduire à mieux s'accepter et à mieux se traiter.

pas. J'ai souvent entendu chez mes amies : « Je me suis rendu compte que j'aimais ce schéma social de la relation amoureuse comme-dans-les-films mais pas le jeune homme qu'il y avait derrière. » « Je me devais d'être forte, l'affection, la tendresse n'étaient pas de mise »

Comme il n'existe pas de lieu pour les remettre en cause, pour les clarifier, elles restent très prégnantes au fond de nous-mêmes. Insidieusement, elles nous font mal, sans que nous nous en rendions compte. Seuls émergent un malaise, un mal-vivre qui se traduisent parfois par des émotions, sans que nous puissions mettre des mots dessus. Et ces mots qui ne sortent pas du corps deviennent des maux… Michel Foucault, un des rares philosophes à s'être penchés sur le « soin de soi », parle d'une « éthique du soi ». Cette formulation abstraite peut prendre la forme plus simple d'une question : « Pourquoi je me lève le matin ? » Cette question est particulièrement pertinente, les matinées où nous n'avons pas envie de nous lever. Cette mollesse ne traduit-elle pas quelque chose ?

Clarifier nos valeurs en tant que personne

Quelques questions à se poser pour nous permettre d'y voir plus clair :
— À quoi est-ce que je tiens vraiment ?
— Qu'est-ce qui me porte, me fait me mouvoir dans la vie ?
— Qu'est-ce qui m'habite ?
Et bien sûr :
— Quels sont mes poids ?
— Qu'est-ce qui m'est devenu insupportable ?
— Qu'est-ce que je ne veux plus vivre ? Et pourquoi ?
Pour commencer, nous pouvons aborder des aspects très concrets :

> — Qu'est-ce qui me fait lever le matin ?
> — Qu'est-ce qui m'apporte du plaisir, de la joie, du bonheur… ou un simple plus dans ma vie ?

« Qu'est-ce que je veux faire de ma vie ? », « Qu'est-ce qui me porte ? » Plusieurs moments d'introspection peuvent nous être nécessaires pour prendre conscience de ce qui nous habite vraiment. Chaque personne ne devrait-elle pas repérer ses propres valeurs, celles qui lui correspondent, celles qu'elle peut choisir ? Et s'enquérir ensuite de leur traduction dans ses pensées, ses émotions et dans son comportement au quotidien. L'objectif est de circonscrire leur proximité, leur adéquation ou leur cohérence. Dans le cas contraire, le « travail » sera de les dé-fusionner pour aller vers ce qui nous construit vraiment.

Dès l'école, quand celle-ci le mettra au programme, nous pourrions structurer notre projet de vie et inventer notre histoire, celle que nous voudrions désormais vivre et trouver les mots pour parler de soi. Il est inutile de se répéter les stéréotypes habituels, tels que « calme-toi », « la vie est ainsi », « lâche-toi », « fais-toi plaisir » ou « positive ta vie » tant qu'ils ne prennent pas sens dans nos têtes. Nous savons tous que notre accès à une certaine sérénité dépend de notre capacité à nous traiter avec douceur et bienveillance. Mais de la théorie à la pratique, « il y a un pas » très difficile à franchir. Une fois les valeurs clarifiées ou en cours de clarification, déterminons les petits (ou les gros) objectifs, suivant notre personnalité.

Ensuite promouvons les actions qui nous permettraient de nous rapprocher de la vie que nous aimerions mener, des désirs que nous souhaiterions satisfaire… « Quels sont les obstacles qui m'en empêchent ? » « Comment pourrais-je les dépasser, les contourner ? » Difficile de tout changer avec une famille et une profession. Certains en sont capables ; pour les autres, fixons-nous des objectifs réalistes ou atteignables. Déjà pour fixer la direction, faisons un geste symbolique…

Dans un lieu qui « nous parle » ou au chaud dans une baignoire, après nous être lentement détendu pour prendre du recul, prenons une feuille de papier et faisons deux colonnes :

— à droite, écrivons ce que nous aimerions vivre,

— à gauche « ce qui nous emm… », tout ce que nous ne voulons plus vivre.

Ensuite, avec la partie gauche de la feuille, faisons un geste qui nous corresponde : ce peut être la déchirer, la brûler, la jeter à l'eau ou, comme le proposent les Chinois, la glisser dans le trou d'un tronc d'arbre. Trouvons le nôtre…

La partie droite mettons-la dans un lieu où nous pourrons accéder discrètement par la suite…

Bien sûr, pour mettre nos valeurs en pratique dans notre quotidien, la confiance en soi et, plus surprenant, le désir d'apprendre, notamment à changer mais pas seulement, sont alors à convoquer.

La confiance en soi

Le souci de soi, le bien vivre, démarre avec un optimum de confiance en soi. Un doute constant sur ses propres capacités constitue un frein considérable. Pourquoi cette confiance en soi est-elle essentielle ? Parce que notre vitalité n'est plus stoppée par les peurs, notamment celles de craquer à la moindre difficulté, celles auxquelles il faut faire face dans la vie. Rien n'est jamais commode, ai-je l'habitude d'écrire dans ce livre. Certes ! Mais tentons de faire face… Si nous nous demandons en permanence : « Suis-je à la hauteur ? », « Vais-je y arriver ? », il nous faut de toute urgence nous interroger sur notre confiance en soi. Pour travailler cette confiance, attention aux fausses solutions… Il est facile de se laisser flouer par les publicités sur Internet : « Enfin une méthode vraiment efficace pour acquérir, développer ou retrouver une solide et profonde confiance en soi. » « Oui, Développer la Confiance en soi, c'est possible ! En 4 heures de formation, dispensée par des formateurs certifiés, vous apprendrez facilement 3 techniques… »

S'il y avait une méthode pour favoriser la confiance en soi, cela se saurait ! La confiance en soi peut se (re) trouver parce que quelqu'un nous a dit un mot qui nous a interpellés et qui a provoqué un changement de comportement. Pour la plupart d'entre nous, un cursus complet est à mettre en place. La confiance a pu être perdue très jeune, parce qu'un père était trop demandeur de réussite ou parce qu'une mère ne nous a jamais fait confiance au quotidien. Si c'est notre cas, il nous faut d'abord couper avec nos racines. Du moins celles qui nous ont fait perdre la confiance et parfois en plus l'estime de soi. « Jetons » ce passé qui nous a bloqués, et d'abord entreprenons d'en prendre conscience :

— quand avons-nous senti la première fois que nous perdions pied ou que nous n'étions pas à la hauteur ?

— quand nous perdons confiance, à quoi cela nous renvoie-t-il ?

Heureusement, chacun d'entre nous a toujours un potentiel présent en lui pour restaurer ou renforcer sa confiance en soi. Il s'agit de se redonner du pouvoir sur soi-même. Facile à dire, mais comment y parvenir ? Difficile de régler une telle démarche par des recettes venues de l'extérieur. Il s'agit d'un travail à faire sur soi-même…

D'abord, prenons appui sur notre estime de soi. Avoir une bonne confiance en soi résulte souvent d'une bonne

« image » de soi, en d'autres termes d'une forte « estime de soi ». Une estime de soi élevée est un plus pour son bien-vivre. Une personne ayant une bonne estime personnelle n'aura pas peur de changer ses habitudes. Et, pour commencer, elle peut plus facilement puiser en elle les ressources internes lui permettant de mieux appréhender les difficultés à dépasser, notamment le dynamisme à y mettre.

Une bonne estime de soi produit une énergie constructive et adaptative qui permet à la personne de s'ouvrir au nouveau, à l'inconnu, à l'autre dans sa différence. *A contrario*, ne pas avoir été bien armé en la matière conduit à douter en permanence de soi. La personne se fait du mal, même se dégoûte parfois ; et elle finit par stagner.

Quelques pistes, quelques idées à saisir… Sur ce plan également, tout dépend de nous. Ne pensons pas que le problème sera résolu parce que nous aurons vu un spécialiste. Ce peut être un palliatif. Mais attention également aux solutions « bonne conscience » ! Arrêtons de se penser en simple consommateur. Nous avons en nous un grand pouvoir d'agir, et surtout la capacité à piloter notre propre vie. Même malade, il nous reste un grand potentiel pour gérer au mieux notre destin.

Démarche n° 1 : ne jamais se lamenter ! Ne pas croire que nous ne pouvons rien faire : « Je suis coincé », « acculé », « c'est trop compliqué », « je n'ai pas les moyens ». Au contraire, qu'est-ce que je peux introduire comme « plus » à mon niveau avec mes possibilités ?

Démarche n° 2. Prenons conscience de nos ressources et de nos qualités. Chacun de nous possède des moyens et des capacités. Seulement, faute de connaissance de soi, nous travaillons rarement ces aspects dans la vie actuelle, nous n'utilisons pas ce gigantesque potentiel. Dans un premier temps, essayons de lister tout ce que nous savons faire :

— Je sais danser le hip-hop, le charleston, la java.

— Je sais prendre soin de mon visage, je sais éviter les plats en sauce.

— Je sais dribbler, je suis bon aux jeux de cartes.

— Je suis spécialiste de la paëlla, de la fondue chinoise, etc.

N'est-ce pas rassurant ? Ne voyons pas que nos défauts, nos faiblesses… Concentrons-nous d'abord sur nos succès, nos grandes réussites. Notons éventuellement chaque semaine sur notre smartphone toutes nos victoires, petites ou grandes : « J'ai réussi à… » Les jours difficiles, nous pouvons nous y replonger pour regonfler notre confiance.

Démarche n° 3. Regardons les échecs que nous avons su surmonter au préalable. Nos échecs sont toujours très riches en apprentissage, si nous savons en tirer notre parti. N'attribuons pas tous nos ennuis à nos parents ou à nos difficultés scolaires. C'est la solution de facilité, qui nous empêche souvent de voir où sont nos vrais problèmes.

Démarche n° 4. Donnons-nous de petits objectifs. Pour gagner en confiance, donnons-nous des projets facilement atteignables :

— être capable de faire 20 minutes d'exercices chaque jour, monter les escaliers à pied ;

— réussir telle activité ;

— prendre un bain chaque semaine pour faire le point.

À chaque petit succès, profitons de nous récompenser : un petit plaisir et n'oublions pas de nous féliciter. Par exemple, regardons-nous dans une glace et disons : « Je suis fier d'y être arrivé ! »

Démarche 5. Choisissons notre entourage. Souvent, la confiance en soi est défaillante parce que nous sommes mal entourés. « Mon entourage n'est-il pas pervers ? », « Ne me rabaisse-t-il pas en permanence ? », « Ne me fait-il pas porter ses problèmes ? » Choisissons des amis qui nous acceptent et qui prennent plaisir à nous valoriser… Ne faisons pas de nos supposés problèmes la pièce maîtresse de notre conversation. Parlons plutôt de nos réussites. Parlons-en de manière positive, comme de notre vie ou de nos projets. Les pensées négatives érodent petit à petit la confiance en soi.

Cette démarche peut paraître naïve, réductrice. Je n'en doute pas à première vue, surtout si nous nous considérons comme un… intello. Mais j'en ai vu les bienfaits sur mes étudiants et mes ami(e)s.

Que faire les jours de déprime ?

Il est des jours où rien ne marche, on n'arrive à rien et on risque de perdre confiance. Ne restons pas sur cette impression. Ne nous laissons pas envahir à nouveau par le doute. La première chose à faire est de se poser. On peut :
— prendre une tasse de thé, un verre de jus de fruit, une bière…
— aller faire un tour, aller au cinéma ou mettre une musique qu'on aime tout particulièrement
— choisir un bon livre.
On évitera tous les alcools forts, médicaments et excitants. Ensuite, bien installé dans un bain chaud, on écoute son histoire :
— qu'est-ce qui bloque : est-ce personnel ? est-ce l'autre ? est-ce qu'on s'y est mal pris ?
— qu'est-ce qui « ne marche pas » ? Et pourquoi ?
Posons-nous ces questions sans nous juger immédiatement, ni nous censurer. C'est un bon début pour « s'occuper de soi pour comprendre ». Essayons de tirer parti de nos erreurs sans y mettre de l'affect. Réfléchissons plutôt sur ce qu'il faudrait faire à la place.

Le désir de savoir

À ce stade de l'ouvrage, le lecteur peut être surpris… Que la confiance en soi intervienne sur la santé et la sérénité, passe encore ! Mais le désir de savoir, en d'autres termes la curiosité, voire la culture, comment peuvent-ils apporter des bienfaits ? La curiosité n'est pas ce « vilain défaut », elle peut être d'une très grande portée pour chaque personne. Tout dépend en fait de comment elle s'exprime. Saine chez l'enfant, elle peut l'être aussi chez l'adulte car elle est dynamique de vie. « Quelle rage a-t-on d'apprendre ce qu'on craint de savoir ? » se demandait Beaumarchais. La curiosité est une composante de la soif d'apprendre ; elle est une faim de découvertes. C'est tout simplement le désir de savoir, de découvrir, de comprendre, d'apprendre, d'être confronté à la nouveauté, de remettre les choses en question, de chercher des informations, d'observer, d'analyser, etc. et surtout de trouver sa voie personnelle et éventuellement de changer de comportement, quand celui-ci se révèle être pernicieux pour soi.

Fils et petit-fils de cheminots, mais qui avaient gardé un contact avec la campagne d'une part, petit-fils d'un émigré italien féru d'opéra et stucateur sans sous, j'ai hérité de mes parents l'amour du travail et de la persévérance, l'humilité certes, mais également la curiosité et le désir de comprendre et surtout de partager, avec la conscience qu'il n'y a pas de « petites gens » et que chacun possède un bagage à partager.

Quoi de plus normal chez les tout petits êtres que de chercher à savoir. Les enfants questionnent le monde qui les entoure. Les plus jeunes touchent les objets pour les découvrir, puis en grandissant, ils bombardent leurs parents de questions. Par ailleurs, c'est le désir de savoir qui a permis à l'Homme de mieux connaître son environnement et d'améliorer ses conditions de vie au travers de multiples découvertes scientifiques et d'innovations technologiques. C'est ce désir qui conduit à mieux nous soigner. L'enjeu aujourd'hui est de placer le curseur sur la santé et le souci de soi.

Pas facile de trouver des informations pertinentes et valables sur le bien-vivre. La plupart des données à disposition sont le produit de la publicité ou de gourous qui croient à leur seule panacée. Or, rien n'est simple, avons-nous vu (ter !). Il faut croiser bien des sources[1]. Par exemple, des études épidémiologiques récentes ont mis à plat des données utilisables dans le quotidien dont il est fait état dans ce livre. Mais ces informations restent fragiles et maintenant controversées. Dès qu'il sort une recherche sur les méfaits du téléphone portable ou de l'aspartame, trois publications suivent pour en minimiser la portée…

Les conseils diététiques ne sont-ils pas les pires, n'ont-ils pas changé trois fois en 30 ans ! N'a-t-on pas pendant longtemps suspecté le pain, l'huile d'olive ou encore les sardines à l'huile, avant de les encenser de nos jours… Le gras n'est plus mis à l'index dans les recommandations alimentaires, bien au contraire[2]. Sur nombre de points, il nous faut situer ou critiquer les messages mis en avant par les médias. Le cholestérol en excès peut certes boucher les artères, ne le négligeons pas. Toutefois, n'oublions pas non plus que les corps gras contribuent à notre bonne santé, et donnent fréquemment bon goût et saveur à ce que nous

---

1. Nous pouvons participer à des groupes d'échanges de savoir ou encore voyager, aller à la rencontre d'autres cultures. Autant de pistes pour mieux se comprendre et trouver des solutions pour améliorer notre bien-être.

2. Nous découvrons, avec surprise, que nous vivions depuis de nombreuses années sur des dogmes nés de la confusion trop courante entre interdiction et modération. La question de l'optimum n'était pas mise en avant… Les nouvelles préconisations commencent à tourner enfin le dos au dogmatisme !

mangeons. Ils sont une source indispensable d'oméga 3 ainsi que de vitamines A, E et D. Il nous faudrait élever la part des graisses à 35-40 % des calories alimentaires, soit 60 à 90 grammes quotidiens, selon le sexe et la taille.

Le désir d'apprendre, une vitamine mentale !

Le désir d'apprendre, c'est un plus de vie :
— il favorise l'apprentissage et la prise de décision et développe nos facultés d'adaptation ;
— il stimule nos capacités d'analyse, notre sens critique et notre créativité : il permet de saisir des opportunités ;
— il est source d'enthousiasme, d'intérêt, de plaisir, voire de passion, de joie, de bonheur. Par là, il transforme les rapports que nous entretenons avec le monde et les autres ;
— il élargit nos horizons et diminue l'anxiété liée à la peur de l'inconnu, ainsi notre domaine de confort est amplifié ;
— il amoindrit les jugements hâtifs, les généralisations abusives, développe l'ouverture d'esprit, l'ouverture aux autres, la compréhension et l'acceptation des différences, la tolérance : mieux comprendre l'autre, c'est mieux l'accepter...
— il augmente la diversité des expériences et l'épanouissement ;
— il favorise l'acceptation de l'incertitude au lieu de nous escrimer à vouloir tout maîtriser : les sentiments positifs de son souci de soi sont augmentés...

Le désir d'apprendre est naturel chez le jeune enfant. En le favorisant à tout âge, on reste jeune ! En Éducation thérapeutique, il est encouragé par le biais d'ateliers d'art ou d'écriture. En Grande-Bretagne, on utilisait largement la lecture au début du XXe siècle comme un plus dans un traitement. On parlait alors de bibliothérapie.

> Remettons à l'honneur ces pratiques culturelles dans la thérapie, mais pas seulement… introduisons-les pour le bien-vivre. Un bon livre plutôt qu'un antidépresseur ! Pour moi, une dose de culture quotidienne est un bienfait pour le soin de soi.

Surtout, par notre désir d'apprendre élaborons notre propre expérience pour changer éventuellement de comportement. Par exemple, découvrons divers fruits et légumes, disponibles dans notre environnement et que nous n'avons pas l'habitude de manger ou plongeons-nous dans d'autres cultures alimentaires. Le but est de nous exposer à une très grande variété alimentaire et de briser l'habitude de choisir seulement certains types d'aliments. Surtout, commençons par prendre conscience de ceux qui nous font du bien. Le même process peut s'appliquer à l'activité physique : osons découvrir certaines activités qui vont nous garder actifs et surtout nous plaire. Toujours dans le but de se faire du bien, sans se limiter aux habitudes issues de nos parents ou de notre milieu de vie[1]. Ce n'est pas une source de facilité, changer son comportement est le plus délicat. Cela nécessite nombre d'efforts et un peu d'imagination pour sortir de nos routines !

Soyons curieux de nous-mêmes et des autres

Cela ne va pas non plus sans nous interroger sur nous-mêmes, sans aller à l'encontre de l'école qui nous a, pour

---

1. Certaines personnes arrivent à se sortir de graves pathologies, type diabète ou cancer. Mais il leur a fallu faire un grand ménage dans leur choix de vie pour « jeter » nombre de tensions à travers une grande curiosité qui leur a permis de découvrir d'autres cultures de vie.

beaucoup d'entre nous, fait perdre le désir de connaître… Pour favoriser l'émergence de notre propre désir, faisons émerger notre « projet implié », comme le dit de façon si poétique le pédagogue René Barbier. Observons nos gestes, nos postures, nos façons de nous exprimer. Il est facile désormais de se filmer pour prendre conscience de nos comportements. N'en restons pas aux seuls selfies souvenir ! C'est toujours très révélateur de se regarder vivre par moment.

Pendant une semaine, listons tous les jours ce qui nous a surpris, étonné ; ce que nous avons appris, les nouveautés que nous avons rencontrées et les découvertes effectuées. Que remarquons-nous ? Comment nous sentons-nous avec ces divers apports ? Que nous ont-ils apporté ? En est-on satisfait ? Pourrait-on avoir plus de plaisir ? Que devons-nous introduire si le bilan se révèle frustrant ?

Cette curiosité doit partir de soi pour aller chercher en soi ce qui nous convient. Très formatés par la famille, nous ne savons pas toujours ce qui nous convient vraiment. Pour la plupart, à commencer par moi-même, nous avons répondu à l'attente de nos parents. L'école a « ajouté une couche » ; au mieux elle nous a centré sur l'intellect. Nous avons appris de multiples concepts, formules, dates, données, mais sans approcher une perception et une connaissance de son être… et de son être en lien avec les autres et le vivre ensemble. Elle a favorisé la compétition aux dépens de l'intuition, de l'empathie et de ce qu'on nomme les « qualités de cœur ». Il en résulte souvent des manques, des frustrations, une perte de confiance en soi, quand on ne s'est pas senti exclu.

Enfin, la publicité qu'on le veuille ou non s'impose à nous pour nous « droguer » par (et pour) la seule consommation. Adulte, nous vivons très souvent dans le regard de l'autre pour ne pas déplaire, nous nous conformons par facilité ou par conditionnement à la mode pour faire comme l'autre idéalisé dans les magazines. Rarement nous devenons curieux de nos propres valeurs, des choix que nous ferions si nous n'avions pas le regard des autres posé sur nous et la peur de leur déplaire.

Repérons nos façons d'être en relation avec l'autre, suivant nos interlocuteurs : les intonations de notre voix, les mots que nous utilisons, notre non-verbal et nos non-dits, etc. Bien sûr, ne restons pas autocentré à développer à outrance notre seul ego ! La santé, la sérénité « passent » pareillement par notre relation à l'autre, aux autres. Mais n'en restons pas à une rencontre stéréotypée et impensée. Les véritables rencontres prennent naissance entre deux personnes quand elles vont certes se connaître, mais surtout se reconnaître. La rencontre porteuse ne ressemble aucunement à cette fulgurance et à cette violence du rapport amoureux. Elle peut conduire à l'amitié – avec sexe ou sans sexe, pour moi là n'est pas le primordial. Elle se définit comme un rapport délicat, fondé sur l'estime et la confiance progressive. Petit à petit des sentiments subtils en émergent. La confiance en l'autre naît d'un relâchement que seul un rapport pacifique et sur la durée autorise. Ces personnes vont mettre en place une relation où elles pourront s'abandonner pour parler d'elles-mêmes et parfois apprendre dans la différence et dans la loyauté de l'autre.

L'autre d'ailleurs peut être plusieurs ; j'ai eu la chance de participer ou de mettre en place des groupes de rencontre et de partage. L'association Nissa Pilo par exemple que j'ai le plaisir de présider est un groupe d'amis, niçois d'origine ou d'adoption, amoureux de Nice et de sa culture. Tous souhaitent prodiguer leurs passions, leurs savoirs, leurs savoir-faire et leur savoir-être sur leur ville, son riche patrimoine, pas seulement architectural, d'abord humain. Elle participe de mon ancrage dans une histoire et une culture. Les repères sont importants pour se sentir exister… L'association promeut en premier la pratique du pilou, ce sport de détente et de santé (voir chapitre 1), pour favoriser de façon originale la sauvegarde et le rayonnement de la culture niçoise et pour commencer un élément de partage : la cuisine niçoise. Son approche ne se complaît nullement dans une « nissartitude » ; elle s'inscrit dans un esprit d'ouverture sur le monde et pour un art de vivre original.

L'autre groupe que j'ai la satisfaction de coanimer est intitulé Tous citoyens chercheurs. C'est un groupe de partage et de conviction. Sa devise se présente ainsi : « Nous nous posons "tous" des questions sur nous-mêmes, nos relations aux autres, notre société et notre monde. Nous sommes convaincus que nous "tous", nous pouvons chercher ensemble à répondre à nos questions essentielles en nous appuyant sur les richesses de tout un chacun. […] Nous avons donc la responsabilité, en tant que citoyennes et citoyens, de chercher des réponses à nos questions sans nous en remettre aux "experts" [tout en ne refusant pas de les "consulter"]. »

Constitué de personnes issues du mouvement des réseaux d'échanges réciproques de savoirs, créé par Claire et Marc Héber-Suffrin[1], la démarche de ce groupe est fondée sur une réciprocité à plusieurs dimensions : « C'est une réciprocité des dons, chacun étant invité à donner ses savoirs et à recevoir des savoirs. Le don crée ainsi de la valeur humaine, des relations de reconnaissance réciproque. Il affirme le droit, pour chacun, d'apporter sa contribution positive au Bien commun. » Nous avons vu au chapitre 10 combien le don était porteur de santé et de sérénité. De plus, « c'est une réciprocité instauratrice de parité : tous offreurs

---

1. Claire et Marc Héber-Suffrin, *Échanger les savoirs*, Desclée de Brouwer, Préface de Patrick Viveret, 1992.

et demandeurs ». Cette similitude relationnelle favorise la rencontre, la relation et l'apprentissage. En offrant ses savoirs, le supposé « transmetteur » apprend autant qu'en étant receveur. En vivant les deux rôles, « c'est une réciprocité de rôles ». Chacun réinterroge sa façon de vivre et apprend à apprendre de l'autre, avec l'autre. Enfin « c'est une réciprocité (qui se veut) consciente » ; chacun peut vraiment prendre conscience de cette réciprocité relationnelle et formatrice.

De tels associations ou réseaux, à travers les travaux personnels ou collectifs que l'on peut entreprendre, sont une autre façon d'aller vers soi, d'en repérer les blocages, d'en tester les limites. De réunions en rencontre(s), nous pouvons approcher des aspects de soi ou de la vie collective non pensés, autant de savoirs à faire émerger pour aller vers le bien de soi[1]. Notre potentiel, celui qui est en nous, souvent caché ou paralysé, ne demande qu'à émerger.

Notre mode de vie actuel nous éparpille, nous éclate au quotidien, nous perdons beaucoup de temps à vouloir suivre la mode, l'actualité – que de bruits peu pertinents nous parviennent des supposées chaînes d'information qui souvent ne savent pas ou nous désinforment ! La connaissance de soi est un moyen de nous recentrer, de nous découvrir par des moments de méditation (voir chapitre 10), de rencontres, de réflexion sur soi. Quand on prend ces temps, on introduit dans sa vie de la plénitude, de la sérénité là où il n'y a que manque, frustration et superficialité… Déjà on peut s'étonner de petites « choses » : un bourgeon, un lampadaire, un contact qui était passé inaperçu. On peut

---

1. Dans le cadre de *Tous citoyens chercheurs* deux travaux ont été particulièrement formateurs et générateurs de sérénité à la fin de l'élaboration collective dans le partage, l'un portait sur les *Savoirs émergents*, ces savoirs nouveaux pour lesquels il n'existe pas ou peu d'expertise valable, l'autre sur *L'Intuition collective* comme outil de coopération.

https ://touscitoyenschercheurs.wordpress.com

sentir l'air frais du matin, le chant d'un oiseau, un parfum qui vient de passer… De proche en proche, nous nous sentons exister autrement, nous n'avons plus besoin de nous raconter des histoires pour nous inventer un « grand amour » qui de toute façon ne durera pas[1] ! Nous avons tout en nous…

Se faire accompagner

Bien sûr, nous n'avons pas toujours tout de suite cette possibilité, il nous faut parfois retrouver une confiance et une estime de soi, nous ne savons pas comment nous y prendre. Nous n'osons pas ou nous n'avons pas encore acquis les compétences pour mettre en place un groupe de réflexion. Il nous faut savoir entreprendre, et éventuellement avoir quelques idées d'organisation. Pas toujours évident ! Quand rien ne marche ou que nous nous sentons revenir en arrière : ne perdons pas nos moyens ! Ne disons pas, « je suis nul », disons plutôt : « J'ai fait un faux-pas » et demandons-nous pourquoi ? « Pourquoi je me sens mal ? Pourquoi je n'y arrive pas ? » Tirons de cette non-réussite un avantage en travaillant sur nos supposées erreurs. Pour commencer, pensons : « Ma personne n'est pas en cause, je ne suis pas encore au point. Je vais apprendre de mes erreurs, de mes faiblesses. » Et grâce à notre curiosité, cherchons d'autres pistes…

Quelques fois nous avons tendance à cacher nos difficultés par honte et par peur d'être mal jugés. Il existe des moments dans lesquels nous sommes bloqués dans

---

1. … le grand amour perdu qui nous renverra de nouveau dans le manque, la frustration et la tristesse… Mes propos ne veulent cependant pas dire qu'il ne faudrait plus rencontrer ! L'autre, s'il ne m'appartient pas, s'il n'est pas ma possession, peut m'apporter des plus, voire même des bienfaits.

notre malaise et nous ne réussissons pas à le surmonter. Dans ce cas, pas d'intégrisme non plus. Certes, chacun d'entre nous a un potentiel caché qui ne demande qu'à émerger. Chaque personne est « l'auteur » unique de son changement, tout part de... « moi ». C'est en se connaissant mieux, en se responsabilisant et en s'impliquant que chaque individu peut développer son désir de changer. Paradoxalement, si tout part de nous, tout ne peut venir spontanément de nous[1]. Nous ne sommes pas obligé de faire tout le chemin tout seul... Pourquoi ne pas se faire accompagner ? Deux conditions cependant : d'abord pas d'addiction, l'accompagnement doit rester un choix responsable sur un temps limité ; ensuite bien choisir notre ou nos accompagnateur(s).

Mais face à différentes options, comment choisir ? Nombre de pratiques se bousculent sur le marché. Vers laquelle se tourner ? À qui faire confiance une fois encore ? Les plus anciens accompagnements sont des thérapies dites « comportementales ». Les tenants de ce courant s'appuient sur le conditionnement, cher au physiologiste russe Pavlov et repris par des psychologues américains qualifiés de « behavioristes ». Il propose des entraînements, notamment pour mieux faire face au stress, aux anxiétés et aux peurs qui paralysent le changement. D'autres pratiques sont plutôt « cognitives » ; elles font moins appel à nos réflexes, plus à notre esprit. Elles conduisent la personne à repérer le problème et surtout à se centrer sur « qu'est-ce qui bloque ? ».

D'autres thérapies sont encore plus classiques, elles s'inspirent de la psychanalyse et des « principes » chers à M. Freud et consorts, même s'ils n'ont cessé d'évoluer

---

1. Quand nous n'arrivons pas à tenir nos résolutions de changements, on peut toujours jeter un œil sur les bonnes raisons ! Voir Caroline L. Arnold, *Mini-résolutions pour grands changements*, Lattès, 2015.

au cours des années ! Elles ont une place évidente pour limiter certaines souffrances quand on baigne dans les mots. En matière de changement cependant, la méthode freudienne s'avère très souvent inopérante. Elle est plutôt source d'enfermement, de culpabilisation ou d'inhibition. Cette approche fait émerger de façon imbriquée les multiples problèmes de vie qui bien loin de clarifier la situation submergent l'individu. De plus, le changement attendu passe rarement par les seuls dires. Passer à l'acte pour transformer son quotidien implique d'investir le « faire », voire de rechercher, de créer pour changer… Enfin cette démarche enferme souvent sur le passé, elle ne fait pas suffisamment travailler son vécu présent et surtout ses projets. Notamment elle fait rarement émerger les énergies ou les ressources sur lesquelles la personne pourrait prendre appui. *A contrario* de la curiosité, elle ne génère pas forcément la dynamique ; elle peut appauvrir ou inhiber la vitalité qui aurait pu être mise en œuvre.

Actuellement, ces diverses pratiques se sont complexifiées ; elles sont devenues des « thérapies actives » : le thérapeute ne se contente plus d'écouter, il échange et renseigne. Il peut introduire différents « outils », comme la relaxation, le façonnement, le modeling, la restructuration… D'autres approches plus individualisées sont fondées sur le relationnel ou sur le « développement personnel ». Elles se nomment « analyse transactionnelle », « thérapies brèves », « thérapies existentielles », « thérapies humanistes », etc. L'école de Paolo Alto, et notamment Paul Watzlawick, un psychothérapeute, psychanalyste et sociologue, a proposé de dépasser ces classiques en « méta-interprétant » la situation. En d'autres termes, elle n'envisage plus la personne seule, mais celle-ci en situation de vie dans toutes ses dimensions.

Apparu dans les années 1980 comme un accompagnement professionnel, le coaching[1] s'est répandu depuis les années 2000. Le coaching a le mérite de travailler sur le présent de la personne sur une durée courte. Son projet est d'apprendre à la personne à identifier et à clarifier la situation pour poser les problèmes et trouver par soi-même des solutions. C'est un processus d'accompagnement, d'analyse, de conseil et de soutien pour un individu en quête de compréhension de lui-même dans un environnement qui est le sien. Comme approche encore jeune, le coaching n'est absolument pas une « recette miracle » et ne garantit en rien une réussite évidente. Trop souvent, les meilleurs coachs proposent des stratégies, des systèmes et des méthodes pour agir et atteindre un objectif, et même parfois encore une « manière d'être » ou de « faire face ».

Objectifs d'un « travail » sur la personne

Au travers d'approches ou de techniques diverses mais convergentes, le « travail » sur soi a pour objectif d'apprendre à :
— se connaître soi-même
— avoir confiance en soi et à retrouver une « bonne estime » de soi
— dépasser (ou panser) ses anxiétés, ses angoisses
— se sentir en cohérence – mieux en harmonie – intérieure et extérieure
— repérer, reconnaître et développer ses compétences, ses capacités, voire ses talents, ses passions
— envisager ce que l'on veut vivre, où l'on souhaite aller

---

1. Le Conseil français de la langue conseille à la place le mot français de « mentorat », le coach se situe généralement aux côtés de la personne coachée dans une position d'égalité pour la faire progresser dans son autonomie. Tandis que le mentor, dans son sens premier, se situe en situation haute avec un statut de guide.

> — ne plus procrastiner (remettre au lendemain)
> — donner un sens à sa vie – un but, des objectifs –, au moins une direction
> — repenser ses choix et hiérarchiser ses priorités
> — prendre des décisions et les mettre en place
> — faire de ses blessures, une chance…
> … et pourquoi pas choisir enfin sa vie en concordance avec les valeurs que l'on porte et aller vers ses rêves.

Un soutien original reste à inventer pour accompagner la personne à devenir ce qu'elle « veut être » ou cherche à être. Il ne suffit pas de… « Y a qu'à » ! Ce qui peut paraître évident pour le coach ne le sera pas du tout à nos yeux. Chacun est dans sa propre histoire avec ses origines. Il a grandi dans un contexte de vie[1], une culture, une religion différente, un rapport au travail et à la vie. Il ne sert à rien de déclencher des émotions ou d'envisager des projets que nous aurons du mal à intégrer et qui pourraient déclencher des obstacles encore plus grands…

Un métier à inventer

N'en restons pas au simple vocable de « coach santé », trop limité à mon goût dans ses acceptions, je pense qu'il est actuellement un métier à inventer et un nom à trouver : celui d'accompagner chaque personne dans son art de

---

1. Une grande attention est à accorder aux interactions entre la personne et les différents systèmes dont elle fait partie (familial, professionnel, social, soignant, etc.). Toute personne est influencée dans son changement par ses intentions personnelles certes, mais aussi par celles des autres, et par les possibilités ou contraintes de son milieu de vie. L'histoire de la famille agit médirectement ; tout individu transporte avec lui des émotions, des comportements « non pensés » transmis automatiquement par les ascendants. Plus directement, le conjoint, ses collègues de travail ont des rôles facilitants ou pernicieux.

mieux vivre. Le plus important est son cahier des charges. Envisageons-le de la façon suivante. Au tout début, ce professionnel met l'accent sur une adhésion, une mise en confiance et une coopération pour que la personne envisage, puis s'engage dans un changement... Sans une telle phase, rien ne se passe ! En ce basant sur un diagnostic « souci de soi » qui ne se limite pas à un simple bilan de santé, mais fait le tour de la personnalité dans ses désirs, ses projets et ses valeurs, il suggère quelques pistes adaptées à chaque personne et à sa situation, propres à générer une dynamique de changement. De par sa nature et son histoire, toute personne répugne à changer. Toute son histoire la conforte dans un comportement « établi », son équilibre de vie s'est organisé ainsi ! De plus, très souvent, elle n'envisage pas une autre façon de vivre et elle ne sait pas comment changer...

Ce professionnel accompagne la personne tout à la fois en l'interpellant, voire en l'étonnant... à partir de ce qu'elle est comme individu. Pour susciter cette dynamique, il tente à la fois d'ébranler avec douceur la personne, du moins de créer des dissonances dans ses certitudes de vie et dans le même temps de la « nourrir » en lui suggérant d'autres possibilités qui pourraient lui convenir. Chaque fois, il prend en compte ses questions, ses préoccupations, ses objections et ses souffrances. Il prend bien soin de ses valeurs et de sa culture afin de mieux saisir sa réalité de vie ; puisque c'est sur elle, à partir d'elle – mais subtilement contre certaines de ses conceptions – que portera le processus de changement.

En parallèle, il fait travailler la personne sur ses ressentis, ses émotions, ses valeurs et ses potentialités. Les objectifs du projet de changement sont d'ailleurs fixés de concert en s'appuyant sur les points forts et les ressources. Notamment, son apport est source de recherche ou de renforcement du pouvoir individuel qui est en chacun de nous, ce que les Américains appellent l'*empowerment*. En acquérant de nouvelles capacités d'agir (ou en retrouvant celles-ci), la personne mise en responsabilité est mieux en mesure de contribuer activement à (re)générer son bien-vivre et les conditions qui l'influencent.

Ce professionnel peut accompagner encore la personne à rechercher ses succès, du moins ses prémisses de réussite. Bien qu'elle soit temporairement en panne d'autonomie, elle a pu réussir beaucoup de changements dans sa vie. Il doit renforcer ces petites réussites. Ses outils privilégiés sont le dialogue, l'interpellation et la suggestion. En posant la bonne question au bon moment, et grâce à divers exercices de mises en situation, il cherche à déjouer les mécanismes de défense et à contourner les obstacles. Autre élément essentiel, il ne donne pas de conseils directs à son client et ne lui propose pas de solutions immédiates, mais il l'incite à découvrir ses propres ressources, souvent insoupçonnées, à en tirer le meilleur parti, à inventer ses propres optimas et à les évaluer.

Le changement est affaire de temps. La nécessité de procéder par étapes modestes (« *step by step baby* »), définies par la personne, renforce la confiance en soi, confiance que l'on a de pouvoir faire face par soi-même[1]. Ne gardons-nous pas l'initiative ainsi ? Le coach de vie nous fait prendre conscience d'où nous partons. Les retours en arrière sont fréquents, mais ils ne sont que des faux-pas, pas des… fautes ! Nos blessures sont aussi nos… chances. Je sais que cela peut surprendre, cela peut même fortement choquer… Tout est affaire de nuances et de moments.

---

1. À force de vouloir donner du sens à notre vie future, nous en oublions que nous en sommes déjà porteur ; il nous faut seulement l'expliciter. Nous avons déjà des capacités, des potentialités qui ne demandent qu'à s'exprimer.

L'important dans ce métier à créer est d'interférer de façon soft pour clarifier et ensuite de respecter les valeurs, le projet éventuel et le choix d'objectifs, pas de savoir à la place de la personne ce qui était bon pour elle. Après tout, qui peut savoir mieux que nous ce qui nous convient et comment fonctionne notre conscience ?

« Travailler » sur soi, être en phase avec soi-même, s'épanouir sont des passages obligés vers le bien-vivre. (Re)prenons confiance en nous, allons vers l'estime de soi. Le désir de savoir, notamment apprendre sur soi en action avec les autres est un bon outil.

Si on n'y arrive pas seul, on peut se faire accompagner, un métier est à inventer, un professionnel qui nous escorte vers un bien-vivre, ou mieux vers la sérénité...

Conclusion

(Re)prenons du pouvoir sur soi

Les sciences et les technologies offrent à la médecine d'incroyables solutions de plus en plus sophistiquées : médicaments « nanos », vaccins, prothèses, stens, greffes d'organes ou de gènes, etc. Mais pourquoi la Faculté n'offre-t-elle pas, à chacun, la possibilité d'apprendre à concevoir de façon consciente et responsable sa propre santé ? N'est-il pas temps qu'émerge une autre thérapeutique qui ne se contente pas de réparer la personne malade ? Ne pourrait-elle pas mieux éduquer à prévenir les pathologies et à éviter les complications ? À court terme, peut-on entrevoir une réelle médecine à dimension humaine qui accompagne chaque individu à devenir « auteur » de sa santé ?

Vu l'histoire de ce domaine et son développement actuel, la médecine actuelle a encore du chemin à faire. Dans l'instant, elle investit surtout dans la voie bio-médicale... Particulièrement les études médicales, sauf exceptions, me désespèrent ! Après avoir découpé l'organisme en systèmes, comme le dénote encore l'intitulé des pavillons hospitaliers

– cardio-respiratoire, dermatologie, endocrinologie, hémato-logie, hépato-gastro-entérologie – puis en organes, la voilà en direction des processus intracellulaires. Avec le développement des nanotechnologies, place aux capteurs, aux micro-organites et vive la réparation des gènes ! La personne – notre personne – reste aux « abonnés absents » ! Ce qui n'est pas sans effets « collatéraux » pervers...

Tout n'est peut-être pas perdu à moyen terme. Déjà une nouvelle approche, l'Éducation thérapeutique du patient (ETP), à laquelle nous collaborons fortement, se dirige dans cette autre perspective[1]. Plus humaniste, cette « spécialité » permet à la personne malade d'acquérir nombre de connaissances et compétences et/ou de transformer son comportement quand il s'avère pernicieux. Une cothérapie – patient-soignants – devient son objectif premier. Afin d'y parvenir, cette innovation introduite par de plus en plus de soignants conduit à repenser profondément la santé, la maladie et les soins. Elle valorise la globalité de la personne humaine, tant dans ses dimensions biologique que mentale, sans faire l'impasse du vécu de l'individu dans son environnement quotidien et son devenir.

Prenons en main notre santé

Peut-on laisser la santé dans les seules mains des médecins ou autres soignants ? La personne que nous sommes doit (re)prendre du pouvoir. La santé n'est pas seulement affaire de microbes, d'hormones, de gènes ou de pression sanguine, avons-nous vu. Ses racines touchent également

---

1. A. Golay, G. Lagger et A. Giordan, *Motiver son patient à changer*, Maloine, 2009.

A. Giordan et A. Golay, *Bien vivre avec sa maladie*, Lattès, 2013.

G. Lagger, *Guérir du diabète de type 2*, Ovadia, 2014.

à nos affects, nos ressentis, notre regard sur le monde et à nos… valeurs. Tous ces paramètres sont partie prenante d'une santé réussie.

La maladie survient quand le corps ne peut plus faire face par lui-même. Prenons conscience que quelque chose ne va pas dans notre mode de vie… Certes ce peut être une attaque bactérienne ou virale ou d'un polluant… mais pas seulement. Et même quand il s'agit d'une agression microbienne ou chimique, il reste une part de nous dans la survenue de la pathologie. Notre corps s'est affaibli et ne peut faire face, il a ingurgité trop de malbouffe, de drogues (tabac, alcool…), de stress ou quelque chose s'est passé au niveau émotionnel.

Essayons de décoder l'origine de nos symptômes… et si nous arrivons à « couper », le corps peut retrouver par lui-même sa santé. Bien sûr… si ce n'est pas trop tard et si l'attaque n'est pas trop monstrueuse. Il nous appartient d'entreprendre ces réflexions et ce changement de comportement pour sortir (guérir) de nos fragilités. L'objectif étant de devenir notre propre thérapeute… Mieux, soyons à court terme « l'auteur » de notre santé.

Et si la maladie est installée[1], nous pouvons encore positiver… La maladie peut devenir un révélateur… pour (re) construire notre vie autrement. Ne la vivons pas comme une fin, surtout quand elle devient chronique. Essayons de rebondir en traitant, en évacuant les causes, en introduisant de « bonnes » pratiques de santé ou encore en modifiant nos valeurs et nos choix.

La santé, et encore plus le souci de soi, le bien-vivre, c'est d'abord le courage de se prendre en main et d'être

---

1. Le mieux serait évidemment d'anticiper sur les affections…

soi. Et avoir le courage d'être soi, n'est-ce pas défier les évidences et ne pas satisfaire toujours aux attentes familiales ou sociales qui nous enferment dans des rituels souvent insupportables ? Ayons le courage d'être soi en fixant nos propres priorités, en refusant le plus souvent le compromis. Combien de personnes ont un rêve qu'elles ne réalisent pas ? Combien de fois me suis-je aperçu que mes choix étaient en fait des non-choix ! Des impensés personnels implicites pour faire plaisir aux parents, aux conjoints et parfois même aux copains. Peur de ne pas faire comme les autres, crainte de la critique. Les proches ne vous ménagent pas, leurs dires sont acerbes. Il m'a fallu beaucoup me battre pour exister… N'est-ce pas là une négation de soi, un refus d'affirmation personnelle et un certain manque de confiance ?

Heureusement que j'ai appris à lutter contre – mais grâce car je positive toujours ! – une mère très possessive. Aujourd'hui, même si ce fut dur et long, je peux la remercier, elle m'a appris à lutter inlassablement pour exister par moi-même, à faire face à des choix qui n'étaient pas les miens mais les siens, et ainsi à ne plus avoir l'inquiétude de ne pas faire/être comme les autres ! Il importe que nos choix de vie concordent avec nos équilibres biologique, psychologique, anthropologique et éthique. Difficile de s'épanouir dans une famille qui nous « bouffe » pour moi ! Ou dans un emploi qu'on déteste, dans une ville que l'on n'apprécie pas pour d'autres.

Allons vers nos « plus »

Allons vers nos « plus », certains diront vers nos rêves ! Évitons seulement que notre cerveau soit en état de saturation. Travaillons le sommeil et la détente (voir chapitre 2). Nourrissons-le régulièrement avec des activités parallèles :

spectacles, cours de musique, cinéma, expo… Tout ce qui peut nous faire plaisir et nous aérer l'esprit est utile pour éviter la surchauffe. Choisissons toutefois des moments de détente qui ne prennent pas trop la tête pour éviter de nous faire bifurquer vers nos anciens démons… Privilégions les personnes qui nous interpellent, nous étonnent, nous donnent du désir ou nous rendent plus actif, curieux et créatif.

N'ayons pas peur de dire qui nous sommes ! Le souci de soi, le bien-vivre, n'est-ce pas déjà apprendre à dire : « non », du moins parfois ! C'est respecter notre liberté de choix : savoir faire de notre propre ressenti une priorité, une valeur qui guide nos décisions. Ne se borner qu'à suivre, acquiescer et se taire, sans dire qui on est, n'est-ce pas refuser d'exister pleinement ? Cela ne signifie pas de rester dans un profond égoïsme. Ce réflexe du « non » peut être nuancé par une certaine flexibilité décidée. De plus, prendre plaisir à faire plaisir ou à rendre service est un plus pas seulement pour l'autre, pour soi ; mais ne nous laissons pas envahir par l'autre. Nous pouvons également accepter explicitement une contrainte en réponse à un plaisir reçu, etc.[1]. Suivons seulement nos intuitions, nos volontés plutôt que celles des autres. Évitons les non-dits, faisons-en un facteur de motivation personnelle. Nous limiterons ainsi nos déceptions, l'apparition de stress et autres troubles psychologiques, facteurs de pathologies en tout genre.

Enfin, la sérénité, c'est remettre en cause les jugements extérieurs. Nous sommes la seule personne qui ait « la » légitimité de pouvoir nous juger. Suivons nos envies, osons montrer qui nous sommes, sans nous soucier du qu'en-dira-t-on ! N'ayons pas peur de décevoir ou de ne pas être à

---

1. Il ne faudrait pas rater des opportunités !

la hauteur. Ne vivons pas uniquement par procuration ou dans le désir de l'autre. Les décalages entre nos désirs et nos valeurs sont très pathogènes.

Rien ne justifie de passer notre temps à nous déplorer ou à nous résigner : libérons-nous des conformismes, des idéologies, des éthiques et des déterminismes de toute nature. Écoutons-nous, le corps sait très bien nous parler de nous (voir chapitre 8). Prenons conscience de nos choix et assumons-les. Prenons-nous en main, n'attendons pas toujours de l'autre la réponse à nos propres difficultés ou à nos propres désirs. Ne devient-on pas vieux quand les regrets l'emportent sur les projets ? Ayons le courage… même si pour cela il nous faut faire l'effort d'apprendre pour mieux se connaître et mettre du sens dans sa vie !

Un conseil permanent : à chacun sa méthode !

À chacun sa méthode, celle qui nous permet d'avancer. Chacun de nous possède une personnalité et une histoire différentes, donc il n'y a pas de panacée. Le corps humain est tellement complexe qu'il n'existe jamais de certitude. Il n'est donc pas toujours évident d'identifier avec exactitude la/les cause(s) d'une douleur ou d'un mal-vivre. Quoi qu'il en soit, la prise de conscience de son problème est déjà un bout de la solution, disons de l'optimum le plus serein pour nous.

Toutefois pour sa sérénité et pour obtenir un résultat durable, il nous faut trouver – voire inventer – ce qui nous convient le mieux. Cela ne veut dire en aucun cas de rester dans son coin. L'autre – en direct, par Internet ou le professionnel – peut nous suggérer moult idées pour sortir de ce que nous sommes. Toutefois, c'est nous qui décidons en dernier ressort. C'est d'abord cela apprendre… sur soi.

Pour compléter votre démarche

P. Even et B. Debré, *Le Guide des 4 000 médicaments utiles, inutiles ou dangereux*, Cherche Midi, 2014.

L. Fehmi et al., *La Pleine conscience*, Pocket, 2011.

I. Frachon, *Médiator 150 mg : Combien de morts ?*, Éditions Dialogues, 2010.

A. Giordan, *Le Corps humain, la première merveille du monde*, Lattès, 1999.

A. Giordan, *Comme un poisson rouge dans l'homme*, Payot, 1995.

A. Giordan, *Apprendre !* Belin, 1998, nlle édition 2002.

A. Giordan, J. Saltet, *Apprendre à apprendre*, Librio, 2007.

A. Giordan et A. Golay, *Bien vivre avec sa maladie*, Lattès, 2013.

A. Golay, *Maigrir sans stress*, Payot, 2008.

A. Grimaldi et al., *La Vérité sur vos médicaments*, Odile Jacob, 2015.

Groupe savoir émergent, *Savoirs émergents*, Ovadia, 2007.

Groupe savoir émergent, *L'Intuition partagée*, Ovadia, 2015.

H. Joyeux, *Guérir définitivement du cancer : Oser dire quand et comment ?* François-Xavier de Guibert, 2005.

M. Ricard, *Plaidoyer pour le bonheur*, Pocket, 2004.

F. Saldmann, *Le Meilleur médicament, c'est vous !* Albin Michel, 2013.

D. Servan-Schreiber, *Guérir*, Éditions Robert Laffont, 2003.

COMPOSITION PCA
ACHEVÉ D'IMPRIMER EN FRANCE
PAR CPI BUSSIÈRE
À SAINT-AMAND-MONTROND (CHER)
POUR LE COMPTE DES ÉDITIONS J.-C. LATTÈS
17, RUE JACOB – 75006 PARIS
EN SEPTEMBRE 2015

N° d'édition : 01. – N° d'impression :
Dépôt légal : octobre 2015